Yoga

MINI GUIDE HACHETTE

Yoga

40 postures au quotidien

Pascale-Anne Audry
Illustrations de Sophie Leblanc

hachette
BIEN-ÊTRE

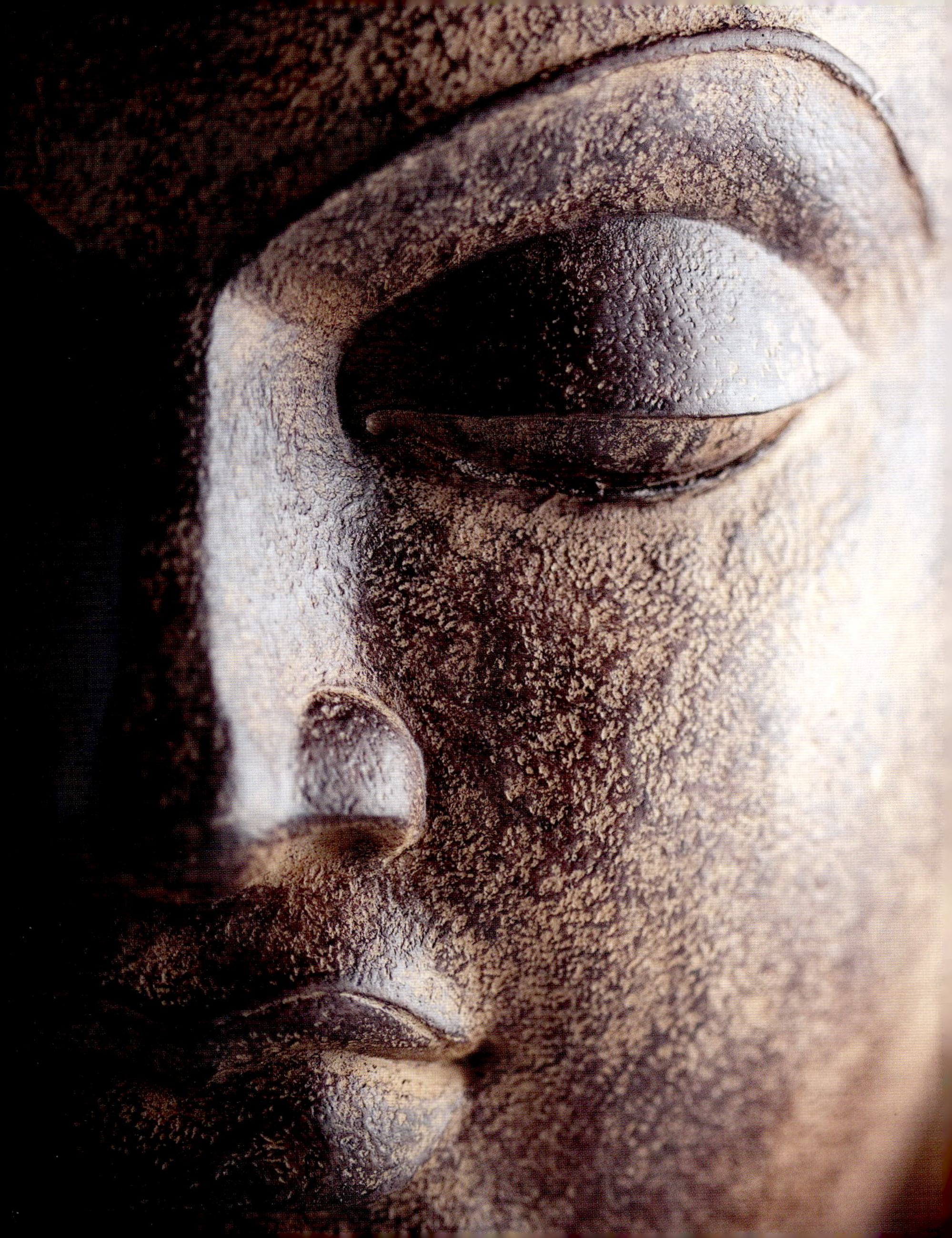

Conseils

La pratique du yoga est à la portée de tous, quel que soit l'âge. Elle s'intègre aisément dans la vie quotidienne, car il est toujours possible de consacrer ne serait-ce que 10 à 30 minutes par jour à quelques postures. De plus, il est parfaitement possible de réaliser des exercices de respiration dans la journée, au bureau ou dans les transports en commun. Profitez de ces petits moments que l'on croit trop souvent « perdus ».

L'objectif est de conserver ou d'améliorer la souplesse de son corps (des articulations et de la colonne vertébrale), sans forcer ni se soumettre à des contorsions dangereuses. Chacun veillera à respecter ses possibilités. L'idée de compétition n'existe pas dans le yoga. Si vous pratiquez le yoga en groupe, ne vous comparez jamais à votre voisin de tapis ! Recherchez la progression pour votre propre bien-être et ne vous découragez pas. Par ailleurs, ne restez pas sur des craintes infondées ; une pratique assidue vous révélera des capacités physiques que vous ignoriez.

Le yoga entretient également le bon fonctionnement de certains organes, comme les intestins, le cœur ou la circulation sanguine. Après une maladie, il favorise la récupération et le retour à la vitalité.

Enfin, le yoga est aussi affaire de mental. Par sa pratique, chacun peut améliorer la maîtrise de ses émotions, ainsi que sa pleine conscience, sa concentration.

Les exercices qui suivent demandent tous une attention sur trois points essentiels :

- La respiration ;
- L'équilibre de la posture ;
- Un effort soutenu et constant, mais bien dosé en fonction de son état de santé.

Durant la grossesse, la femme enceinte prend naturellement du poids, change de silhouette et modifie son centre de gravité. Les séances de yoga, en groupe ou en individuel, aident à vivre sereinement ces transformations et à accompagner la croissance de bébé jusqu'à sa naissance : respiration, mobilité du bassin, souplesse des articulations, tonicité et endurance, confiance en soi. Il n'y a pas de règle stricte : de la première semaine de grossesse au terme, chaque femme adaptera sa pratique avec l'aide d'un spécialiste.

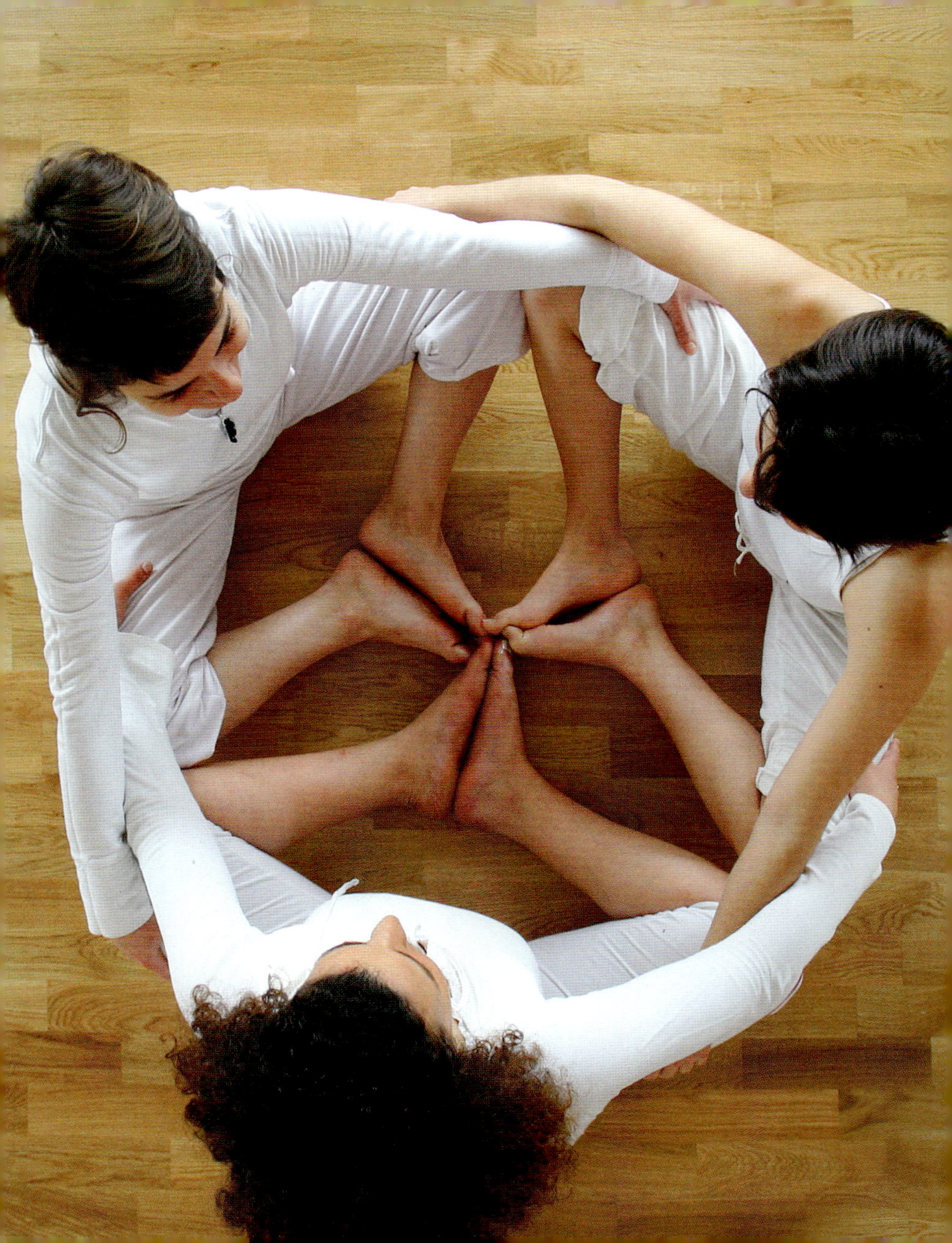

Sommaire

5 **Conseils**

11 **Aux origines**

14 **Préparation**

18 **Équilibre du corps, du mental et de l'énergie**

20 **Les étirements**

22 Étirement sur le dos

24 Étirement debout de l'axe vertical

26 La colline

27 La croix de Saint-André

28 **Les flexions latérales**

28 Demi-lune allongée (*ardhacandrāsana*)

29 Angle agenouillé en étirement latéral (*jānu pārshvatan trikonāsana*)

30 Triangle dressé (*utthita trikonāsana*)

32 **Les enroulements et flexions avant**

33 Flexion en position assise (*janushirshāsana*)

34 **Les extensions**

35 Demi-poisson (*ardha matsypāsana*)

36 Le cobra avec support des bras (*sālamba bhujangāsana*)

37 Demi-lune vers l'arrière (*hasta uttanāsana*)

39 **Les rotations et torsions**

39 Le crocodile dynamique (*jātharāsana*)

40 Le crocodile statique (*vakramakarāsana*)

41 Torsion assise (*ardha-matsyandrāsana*)

43 Triangle debout (*trikonāsana*)

45 **Les inversions**

45 La table à deux pieds (*dvipādapītham*)

46 Le demi-pont (*setu bandhāsana*)

46 Le chien tête en bas (*adho muka svanāsana*)

48 Action inversée (*viparīta-karani mudrā*)

50 **Les appuis sur les mains et sur les bras**

50 Posture simplifiée du chat (*bidalhāsana*)

51 Le guetteur facial (*utthita pādāsana*)

52 **L'équilibre debout**

53 Demi-lune (*chakrāsana*)

54 L'arbre (*vrikshāsana*)

55 L'aigle (*garudāsana*)

56 **Les « sorties » pour compenser et détendre tout le corps**

57 Position fœtale

58 Posture de savāsana

59 **L'enchaînement de postures ou *kārana***

60 La salutation au soleil (sūrya namaskāra)

67 **L'assise, de l'extérieur vers l'intérieur**

69 La position du lotus, fleur sacrée

71 **La marche méditative ou yoga de la marche**

73 **La respiration prānāyāma**

73 Respiration abdominale

74 Respiration complète

75 Respiration alternée (*anuloma viloma*)

77 **Adapter le yoga aux différents âges de la vi**

77 Assouplissement de la nuque

79 La posture magique (avec une chaise

80 Le chat (*bidalhāsana*)

81 Posture de repos

82 **Le yoga pour les enfants**

83 La tortue

84 La sirène

85 Le cygne

87 **Relaxations**

88 La relaxation sans objet

89 Une relaxation à thème (avec ou sans musique)

91 **Chakra, roue de l'univers, symbole du monde**

91 Les chakras, des soleils d'énergies

94 **Ressources utiles**

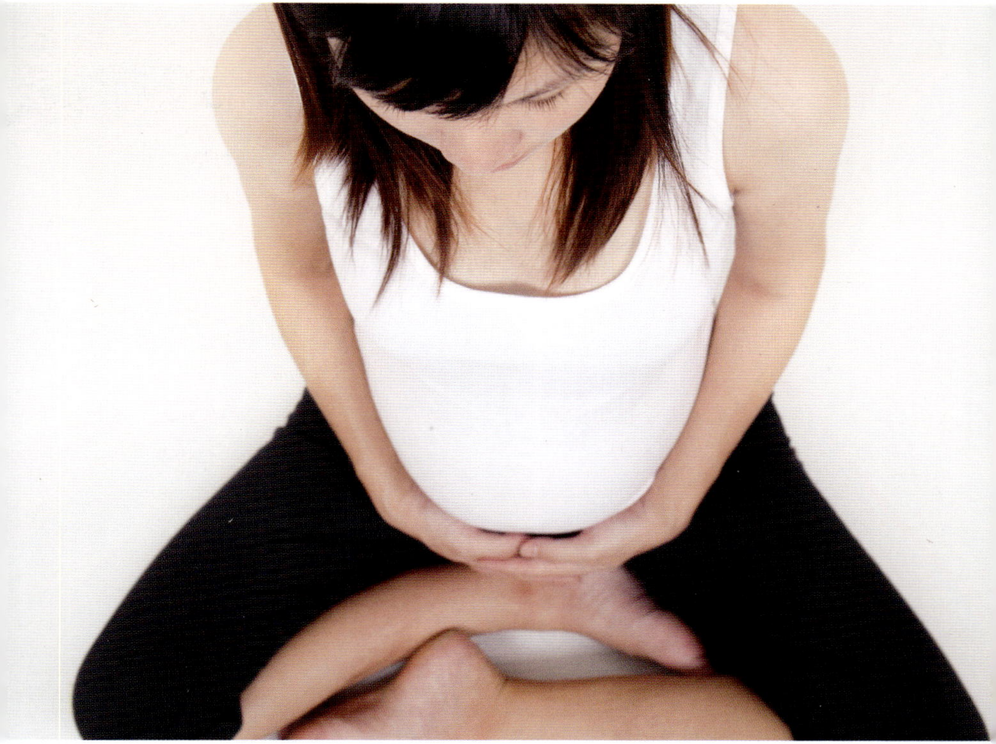

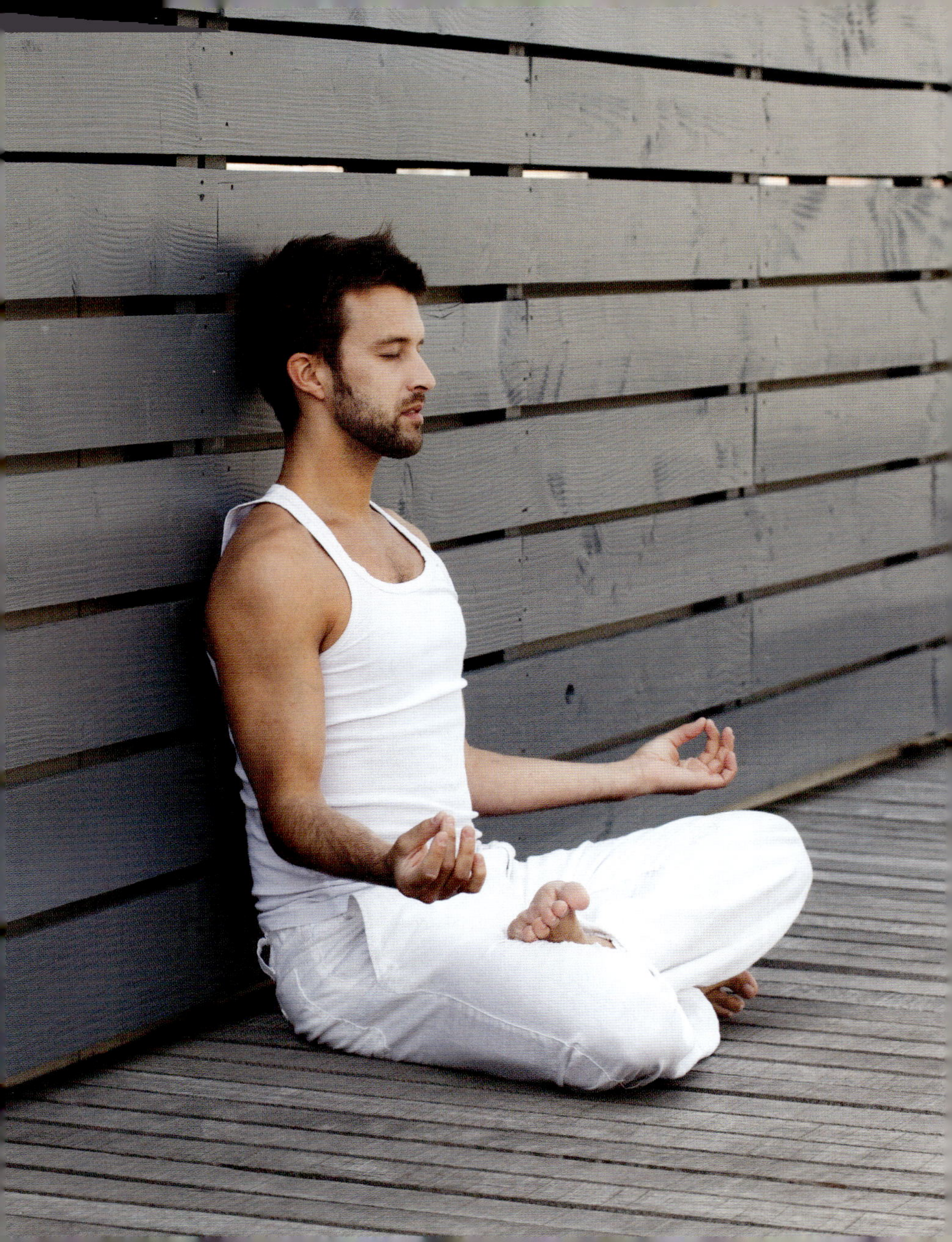

Aux origines

Bien plus complet qu'une simple méthode de relaxation à laquelle on aurait recours de temps à autre, le yoga est une approche globale de l'être qui propose un art de vivre... et vivre ne consiste pas « à rester assis sans rien faire ». Ses enseignements, ancestraux, restent adaptés à la vie moderne.

Dans sa grande richesse, le yoga offre au pratiquant le moyen de rassembler et d'harmoniser chaque partie de l'ensemble « corps, mental, énergie ». Une fois l'ordre établi, la technique fait place à un état de vigilance et d'attention pures, une présence au monde qui éclaire et guide la conscience chaque jour.

LA LÉGENDE

La pratique yogique consiste à rester « au milieu » de notre être. En retrouvant notre *centre,* nous répondrons alors à toutes circonstances par l'attitude juste et la réaction appropriée, sans tension émotionnelle, sans désir de profit, sans but à atteindre, dans un état de disponibilité parfaite.

Le dieu Shiva enseignait secrètement son épouse Parvati dans un lieu désert et protégé au bord de la mer. Un poisson écouta l'enseignement et ce Yoga si puissant le transforma en homme. À moins que Shiva lui-même, s'apercevant que ce poisson avait entendu ses paroles à son insu, décida de le transformer en homme afin qu'il transmettre aux humains son enseignement.

Ce nouveau maître reçu le nom de Matsyendra « le poisson devenu homme ». Matsyendra est vénéré dans le monde du Yoga comme un sage accompli, un siddha (un parfait). Il reste encore aujourd'hui la divinité tutélaire du Népal. Il s'agit aussi du symbole du poisson qui donne l'impression de ne pas respirer, ou du moins de ne point respirer d'air. La légende nous invite à ne pas oublier pas que le Yoga est une Voie de transformation. Le dieu Shiva personnifie la Nature. Il a permis à l'animal, en quête d'évolution, de s'élever à la condition humaine.

LES BRANCHES DU YOGA

Il n'existe pas un yoga, mais de multiples branches, parmi lesquelles nous en retiendrons six.

Le **Rāja Yoga (Yoga royal)** est le Yoga « originel », décrit par Patanjali dans les Yoga Sutras. Il est aussi dénommé Ashtanga Yoga (le yoga aux 8 étapes, voir ci-contre).

Le **Laya Yoga** recherche la maîtrise de l'esprit par la méditation et l'union avec l'univers.

Le **Bhakti Yoga** repose sur la dévotion pour parvenir à la domination de soi ;

Le **Jñāna Yoga** est le yoga de la connaissance de soi.

Le **karma Yoga** vise à maîtriser le quotidien et ses actions en se détachant du soi, sans recherche de résultats immédiats.

Le **Hatha Yoga**, dont ce guide propose les bases, serait la discipline la plus accessible. Il est surtout le plus connu en Occident, car il est suffisamment complet pour mériter des années de pratique. Il repose sur la maîtrise de la respiration, du souffle vital, pour mieux contrôler son corps et parvenir à l'équilibre. Dans le Hatha Yoga Pradipika, texte en sanskrit du XVe siècle, l'auteur, swami Swatmarama, disciple de swami Goraknath, énonce les aspects pratiques de l'exercice du Yoga, en précisant notamment les postures (āsanas) et le travail de la respiration (prānāyāma).

LES 8 ÉTAPES, OU RÈGLES DE VIE

Il existe des règles communes à toutes les formes de Yoga, qui correspondent à une discipline de tous les instants pour une vie harmonieuse avec les autres comme avec soi-même. Les voici simplifiées.

1. **Yama** : les préceptes moraux (ne pas tuer ou blesser, être juste et impartial, honnête, modéré, etc.).
2. **Niyama** : la discipline qui permet d'observer les préceptes énoncés auparavant dans la vie de tous les jours (propreté, volonté, contentement, détachement, étude des textes sacrés).
3. **Āsana** : les positions et les attitudes du corps qui assurent l'équilibre mental et physique.
4. **Prānāyāma** : la respiration consciente, rythmée, contrôlée, destinée notamment à maîtriser les émotions et le flux de pensées.
5. **Pratyāhāra** : l'abstraction des conditions extérieures afin d'atteindre le bien-être et l'harmonie des sens.

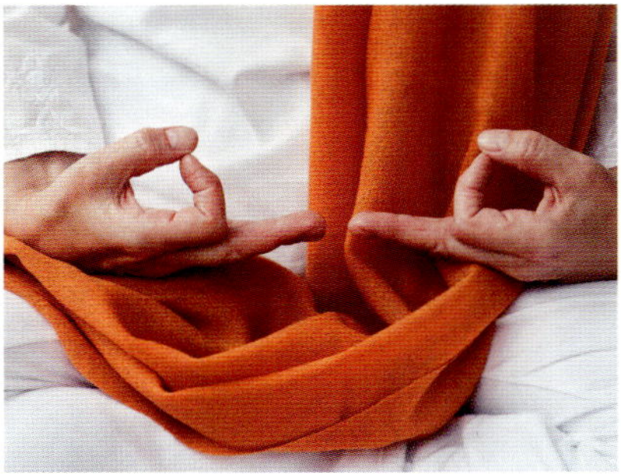

6. Dhāranā : l'attention et la concentration sur un point précis du corps ou sur un élément extérieur. Cette fixation de la pensée est indispensable à la méditation.

7. Dhyāna : la méditation profonde et la pensée positive (autosuggestion).

8. Samādhi : la concentration profonde et la contemplation, l'Éveil.

REPÈRES

Il est probable que le yoga (dont le mot, d'origine indo-aryenne, renvoie à l'idée d'union) ait été introduit en Inde du Nord il y a plus de trois mille ans et qu'il se soit transmis par voie orale dans des cercles très fermés comme un enseignement secret. Toutefois, ses origines gardent encore tout leur mystère. Les Yoga Sūtra, 195 aphorismes (sūtras) écrits par Patañjali, et la Bhagavad-Gitā (poème épique) ont été rédigés aux environs du IVe siècle avant notre ère. Ces textes sont à la base de cette discipline qui ne s'attache pas à une religion. Celle-ci s'appuie sur les deux systèmes philosophiques que sont le Samkhya et le Vedānta.

En France, c'est en 1787 que l'abbé Parraud traduisit en français la version anglaise de la Bhagavad-Gitā. Le Hatha Yoga, plus généralement la pensée orientale, intéresse alors les érudits et les philosophes (Hegel, Schopenhauer, Nietzsche et plus tard Jung). Son étude va se développer du XIXe au XXe siècle en Europe et en Amérique, même s'il s'agit d'une recherche plus individuelle d'évolution et de connaissance de soi que le yoga originel. La première école en France a été créée en 1945 par Félix Guyot, qui prit le pseudonyme de C. Kerneiz. On lui doit aussi les premiers ouvrages pratiques.

Préparation

Le yoga n'est pas une gymnastique, mais bien la rencontre du corps et de l'esprit animé par le souffle. Sa pratique permet de mieux comprendre l'individu, tel qu'il est, dans une recherche de non-effort : le lâcher prise. L'état de présence à soi et à plus grand que soi est alors le cadeau du Présent.

LES 6 PRINCIPES

Avant de commencer la séance, rappelez-vous quelques principes importants qui vous aideront à créer les bonnes conditions de votre pratique, pour aller vers l'état de yoga.

Installez-vous dans une ambiance calme et apaisante. Choisissez une tenue confortable et préparez le matériel qui vous sera utile : un tapis de sol, quelques coussins, une couverture, un petit banc de méditation... Peu d'espace suffit.

« Le yoga est une quête et non une conquête. »

Shri Mahesh Ghatradyal

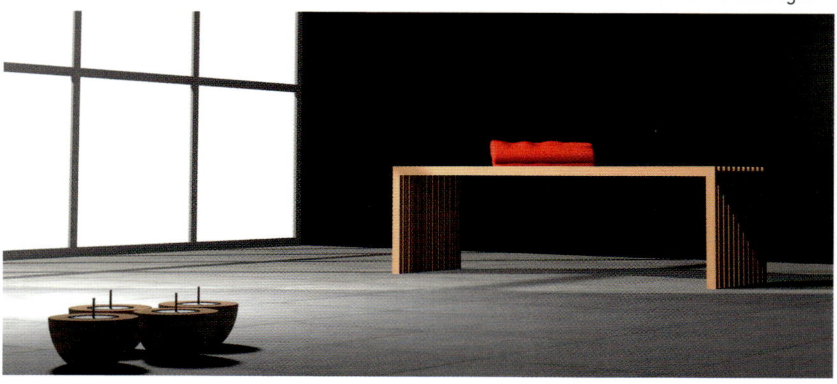

LE TEMPS DU SALUT

Le temps du salut ouvre la séance, la termine ou prépare un temps de repos, d'assise, etc.
Asseyez-vous sur les talons, le buste à la verticale. Mettez vos mains devant la poitrine, paume contre paume, et levez-les devant la bouche, puis face au front. Inclinez-vous ensuite vers le sol, vers la Terre.

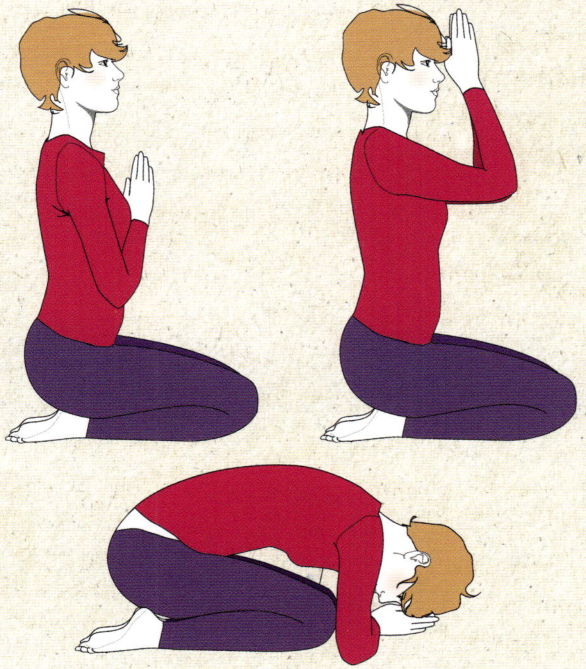

Créez des conditions propices au calme : débranchez le téléphone, profitez d'un moment plus silencieux, par exemple. Éloignez votre séance des repas.

Rendez-vous disponible à la pratique le temps qui vous convient. Dédiez ce moment à votre bien-être, accueillez-vous tel que vous êtes, avec le corps que vous avez, « ce corps que l'on est » dans l'état de non-dualité, comme l'évoque K.G. Dürckheim.

En énonçant mentalement une intention pour la séance, donnez du sens à l'activité qui se prépare ; affinez la qualité de présence à soi, dans l'instant.

Choisissez une ou plusieurs postures en fonction du temps dont vous disposez, de vos besoins et des effets recherchés : dynamisants le matin, harmonisants le soir... Mais restez prudent quant à vos capacités physiques et votre état général : *pratiquez en conscience, ni trop ni trop peu*.

Terminez la séance par un temps de pause, de récupération et d'intégration, avant de reprendre vos activités quotidiennes. L'écoute de vos sensations – qui peut se faire à travers une méditation ou un moment de relaxation – est le moyen idéal pour vous ouvrir à votre être intérieur transformé, avant de revenir doucement vers le monde extérieur.

La régularité de la pratique dans un esprit de non-compétition [Sthira-Sukham] et de progression vous procurera un réel bien-être.

COMPRENDRE LES POSTURES, OU ĀSANAS

Āsana désigne une posture qui peut se décomposer en plusieurs étapes et qui possède trois caractéristiques : elle doit être stable, fixe [le pratiquant reste immobile] et ne demander qu'un juste effort. Celle-ci demande une préparation avant d'être exécutée, puis maintenue pendant un laps de temps que détermine la respiration [inspiration et expiration]. Il est recommandé de conserver une position pendant au moins trois à six respirations. Les changements de position doivent se faire lentement, en douceur. Il convient de bannir toute précipitation. Mieux vaut réaliser moins de postures, mais bien.
L'esprit doit être en harmonie avec la posture. Il doit suivre le mouvement en pleine conscience. Si vous sentez que votre pensée vagabonde, arrêtez-vous et respirez tranquillement afin de refixer votre attention.
Les débutants réaliseront les āsanas de manière approximative et hésitante. Il ne faut pas s'en inquiéter et, pire encore, perdre son calme ou sa motivation. Un professeur confirmé vous aidera à rectifier les erreurs ou les mauvaises postures et vous invitera à persévérer pour une

bonne progression. Tout est affaire de temps, de patience, d'effort constant et mesuré selon ses capacités.
Il existerait plus de 8 millions de postures ; nombre d'entre elles portent le nom d'un animal, d'une plante ou de tout autre être vivant attribué par le dieu Shiva, ou encore celui d'un héros légendaire, d'un sage ou d'un dieu. Les variantes d'exécution sont donc nombreuses. Toutefois, il n'est pas nécessaire d'en connaître plus d'une dizaine, parmi lesquelles la célèbre posture du lotus.

LE GESTE DE L'AÑJALI : AÑJALIMUDRĀ

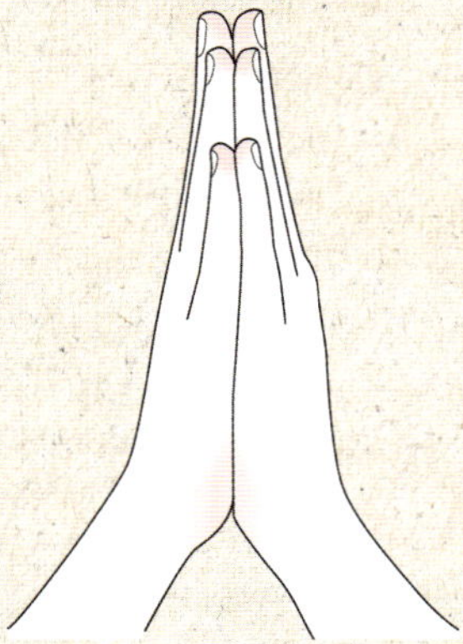

Joignez les mains devant la poitrine, comme un salut. Les doigts sont tendus ou entrecroisés à la façon d'un bouton de lotus. Les disciples de Bouddha effectuent ce geste en signe de dévotion, en se tenant soit debout soit agenouillés. Ce geste est aussi apaisant, car il nous réunit.

Équilibre du corps, du mental et de l'énergie

Le Hatha Yoga, ou la voie du juste effort, s'adresse à tous. Il nous invite à l'écoute de nos besoins changeants de chaque instant, au respect de soi dans la non-nuisance. L'attention juste, l'exercice régulier et la patience seront récompensés par des transformations progressives, constructives et bénéfiques. « Moins de force, plus de souffle. »

« Dès que les barrages du corps et du mental sont levés, des vagues d'énergie coulent librement à travers le corps, comme si vous étiez sous une cascade d'énergie. »

Yogi Amrit Desai

« Les āsana rendent fort, libèrent des maladies et assouplissent les membres du corps. »

Hatha Yoga Pradīpikā

« Une authentique transformation intérieure exige un effort soutenu. »

Le XIVe Dalaï Lama

Les postures de yoga apportent stabilité et joie. Elles se pratiquent et se combinent harmonieusement dans toutes les circonstances et dans tous les temps de la vie. Leur exécution précise, le respect des possibilités, rythmée avec une respiration ample et consciente a un effet constructif et apaisant pour l'être. Les *āsana* se préparent et s'enchaînent les uns avec les autres sans effort, en fonction de l'heure du jour, l'humeur du pratiquant, l'objectif ou l'intention fixés : entretien, renforcement musculaire, relaxation, méditation... Toutes ces étapes exécutées dans un certain ordre apportent un centrage de l'individu, une harmonisation physique et psychologique, et peuvent constituer le programme d'une seule séance de yoga.

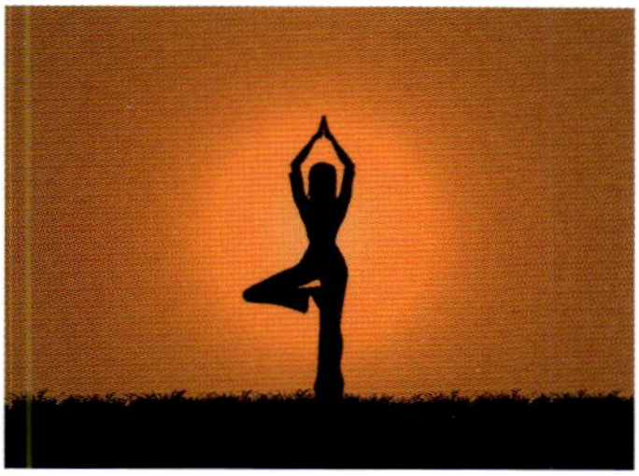

En sanskrit, Ha *signifie « soleil » et* Tha *« lune ». Le yoga propose de rétablir l'équilibre entre le* Ha *(activité) et le* Tha *(repos), tout comme le yin-yang dans la tradition chinoise.*

Le corps peut se mouvoir dans l'espace de diverses façons :

- s'étirer – postures d'étirement ;
- étirer et fléchir sur chaque côté alternativement – flexions latérales ;
- fléchir en avant – flexions et enroulement de la colonne ;
- fléchir en arrière – extensions ;
- tourner sur la droite ou la gauche alternativement – rotations et torsions ;
- avoir le nombril au-dessus du menton – équilibre inversé ;
- se mettre en équilibre sur une jambe, les orteils – équilibre debout ;
- s'appuyer sur les bras, les mains.

Ces 8 familles de postures préparent le corps entier et plus particulièrement la colonne vertébrale, « notre mât intérieur », l'axe autour duquel le corps évolue dans l'espace et avance dans la vie, l'Arbre de vie dans lequel circule la kundalinī, l'énergie vitale.

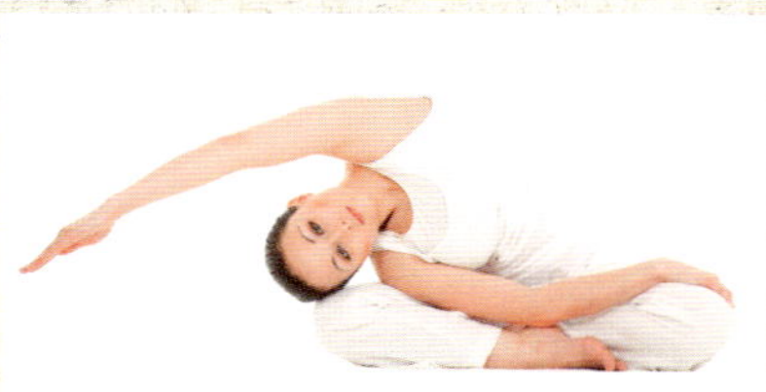

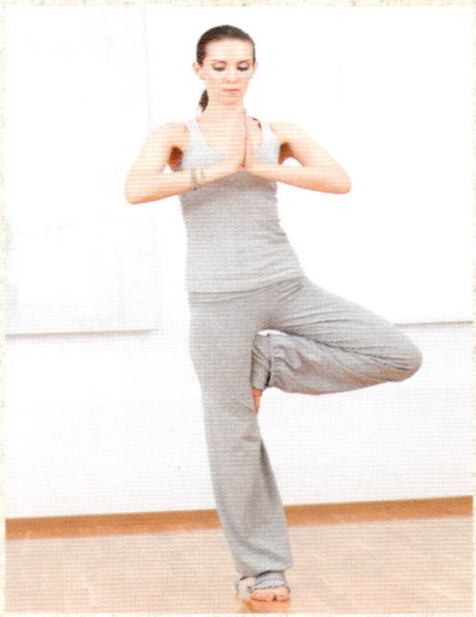

Les étirements

Les étirements sont primordiaux pour préparer ou terminer une posture, nécessaires pour éviter ou apaiser les excès dans un sens ou dans l'autre. Grâce à l'auto-agrandissement, la circulation sanguine et énergétique s'amplifie. Conjugués à la relaxation et à la respiration, ils équilibrent harmonieusement l'ensemble de l'être.

Il n'existe pas de contre-indication majeure à ces *āsanas*. En revanche, vous pouvez être confronté au départ à un manque de souplesse articulaire. La pratique régulière devrait y remédier. Si vous souffrez d'une courbure du dos accentuée qui vous empêche de poser les bras et les mains au sol, ne renoncez pas pour autant, car la posture n'en garde pas moins un intérêt. Veillez à ne pas creuser le dos au niveau des lombaires.

Les étirements progressent au rythme de la respiration. La concentration se porte sur la capacité d'élongation naturelle de nos muscles.

EXERCICE DE RESPIRATION CONSCIENTE

Cette respiration favorise la circulation de l'énergie vitale et renforce la présence à soi (voir « la colline », p. 26).

Demeurez debout, les pieds légèrement espacés, les jambes tendues. En profitant de l'inspir, vous dirigerez consciemment votre respiration du bas vers le haut du corps, de la plante des pieds à la racine des cheveux. Sur le temps de l'expiration, dirigez-la du haut du corps vers le bas. Refaites plusieurs fois le « chemin ».

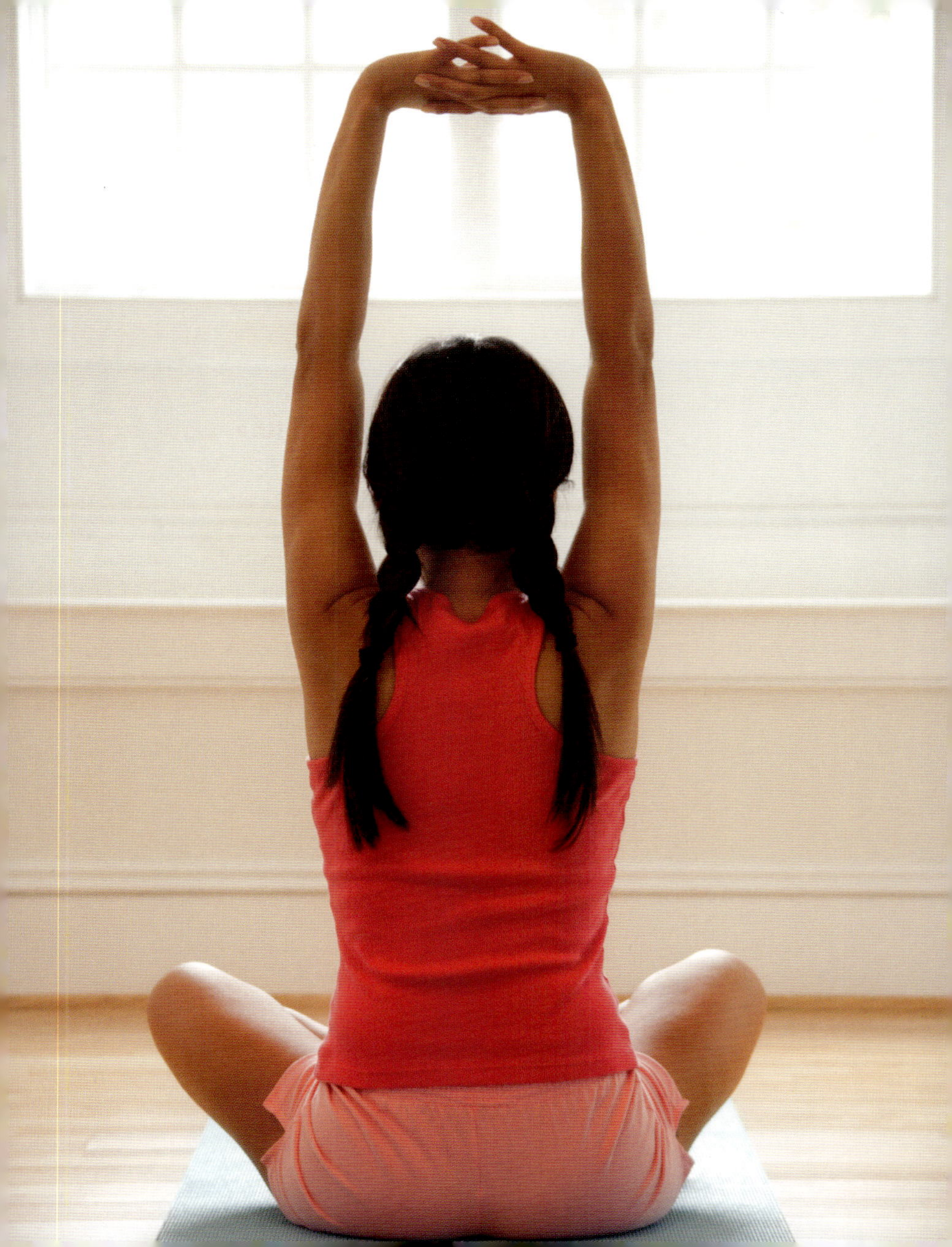

Étirement sur le dos

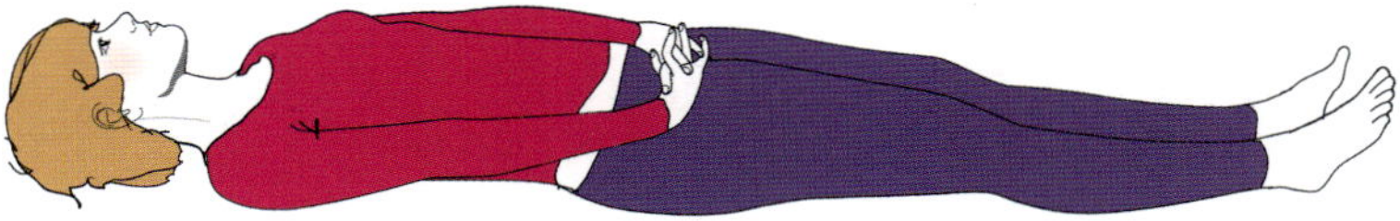

Allongez-vous sur le dos, jambes étendues, les bras devant le corps, les doigts croisés. Les paumes se retournent vers le bas du corps. Puis étirez-vous de tout votre long.

« Il faut apprendre à rester serein au milieu de l'activité et être vibrant de vie au repos. »

Gandhi

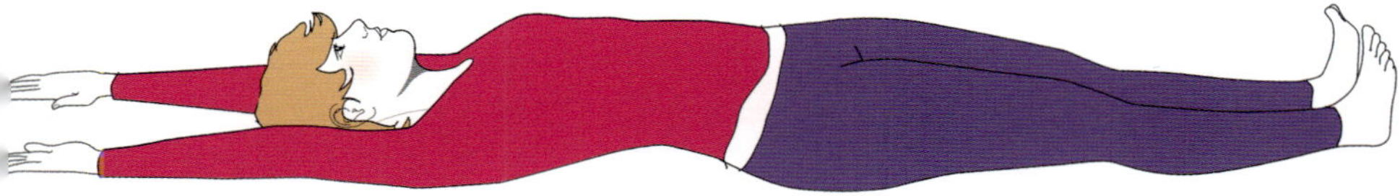

De façon à parfaire l'étirement, rapprochez les pieds, croisez les doigts en tournant les paumes vers les pieds, puis poussez sur les mains jusqu'à tendre les bras ; les mains viennent en contact avec le corps, puis décrivent un demi-cercle vers le haut (les épaules restent basses) et vont se poser au sol, au-dessus de la tête. Le geste plus ou moins rapide correspond au rythme respiratoire du pratiquant dans l'aisance du moment. Progressivement, si cela devient possible, les mains touchent le sol au-dessus de la tête lorsque les poumons sont remplis. Les mains reviennent vers le corps lorsque les poumons sont vides de souffle.

Étirement debout de l'axe vertical

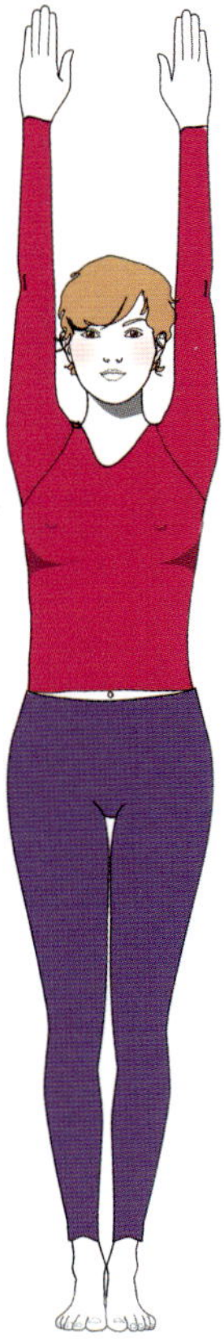

Debout, pieds espacés, tendez les jambes et allongez les courbures du dos. Gardez la ligne des épaules horizontale ; élevez les bras tendus au-dessus de la tête et maintenez la position en respirant calmement.

Respirations

En partant de la plante des pieds (points fixes), déplacez la conscience de bas en haut à l'inspiration jusqu'à l'extrémité des doigts. À l'expiration, revenez du haut vers le bas.

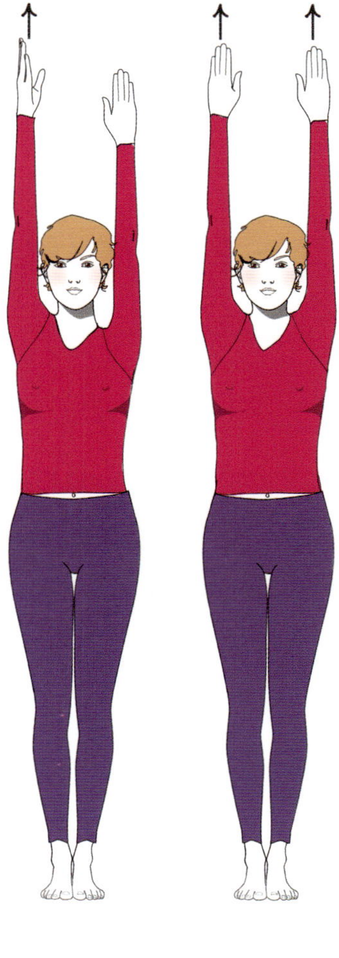

Progresser dans l'attitude

Dans la même position debout, jambes tendues :

- En prenant la hanche gauche comme point fixe, inspirez.
- Expirez en levant (étirant) plus haut le bras gauche, paume de main tournée du côté de l'oreille gauche et doigts pointés vers le plafond (le bras est très allongé vers le haut)...
- Faites un temps d'arrêt en décontractant l'ensemble.
- Revenez et pratiquez de même, côté droit, en conservant l'acquis (étirement et sensation d'allongement) du bras gauche.
- Les deux côtés ensemble, allongez, étirez vers le haut.
- Pour terminer, abaissez les bras, secouez-les doucement et joignez-les devant le corps ; croisez les doigts et étirez-vous.

La colline

Cet *āsana* peut être réalisé debout ou assis.

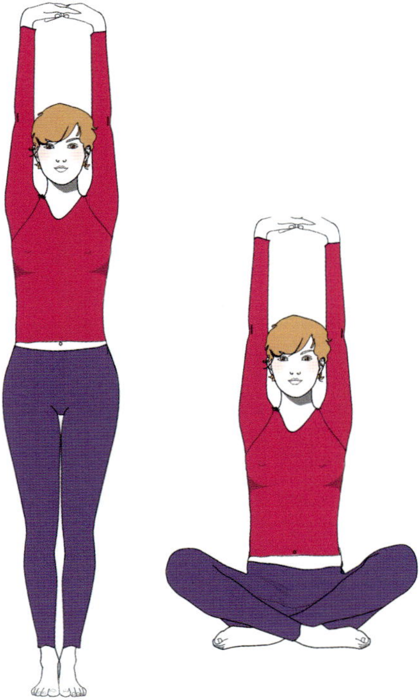

Par la rotation des poignets, les paumes se tournent vers le sol, puis vers le plafond très haut, en redressant le buste. Inspirez, puis expirez profondément en remontant le diaphragme. Inspirez en relâchant le ventre, expirez longuement en poussant les mains plus haut et vers l'arrière. Refaites plusieurs respirations pour obtenir un étirement maximum. Abaissez les bras et laissez-les pendre, décontractés, le long du buste. Laissez venir quelques mouvements d'épaules (circumductions).

La croix de Saint-André

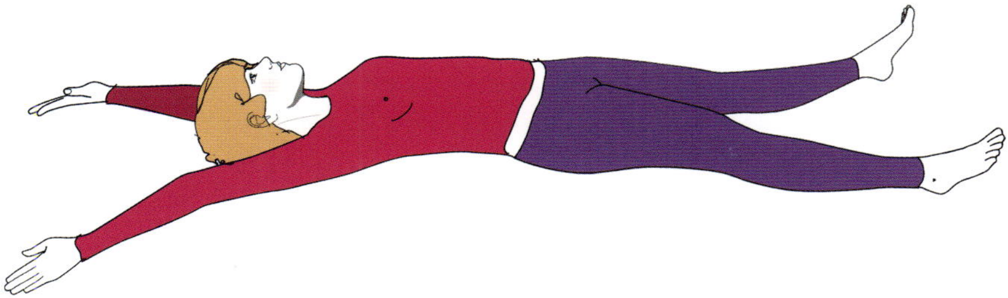

En position allongée sur le dos, les bras en croix et les pieds espacés, détendez-vous dans cet étirement passif, avec l'intention de « ne rien faire et de laisser faire la respiration naturelle en soi ».

« Le sage est calme et serein. L'homme de peu est toujours accablé de soucis. »

Confucius

Les flexions latérales

L'inclinaison du buste d'un côté, puis de l'autre nécessite tonicité et souplesse, surtout quand elle est pratiquée debout. La colonne vertébrale assouplie trouve progressivement son axe. Entre équilibre et déséquilibre, les énergies de la droite et de la gauche s'harmonisent : alliance entre l'aisance et la fermeté, sthira-sukha.

Demi-lune allongée (*ardhacandrāsana*)

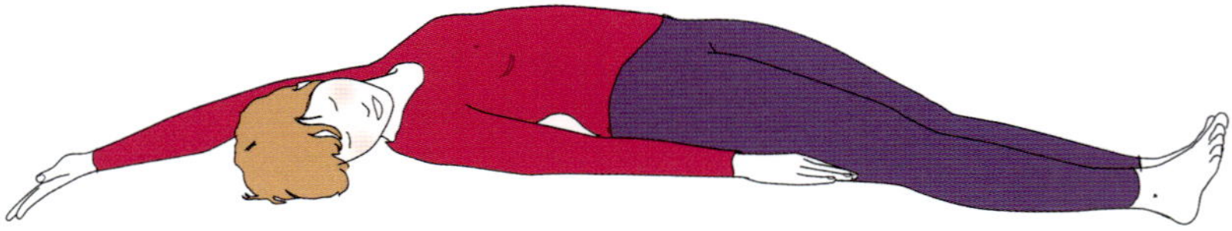

Étendez-vous sur le dos, les jambes tendues, les bras le long du corps. L'étirement sur le côté permet d'améliorer la mobilité de la colonne et du bassin.
Inclinez le buste et la tête vers la droite, puis repliez le bras gauche au-dessus de votre tête, de façon à former une demi-lune avec votre corps. Respirez quelques instants dans cette flexion latérale. Veillez à bien garder le bas du dos au contact du sol. Gardez toujours la taille « longue » au sol. Revenez dans un étirement qui réaligne la colonne avant de reprendre de l'autre côté.

Angle agenouillé en étirement latéral (*jānu pārshvatan konāsana*)

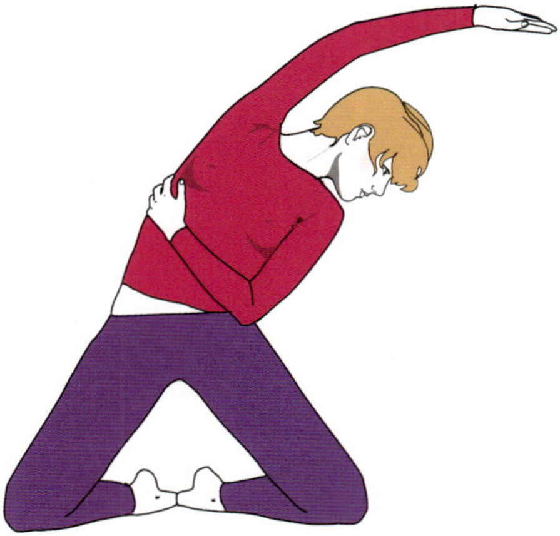

Asseyez-vous sur les talons, genoux espacés, les gros orteils des pieds en contact. Fléchissez le bras droit sur le côté, puis inclinez progressivement le buste et la tête afin d'installer l'étirement le long du corps. Votre main gauche prend appui sur la taille, du côté opposé. Faites plusieurs respirations dans cette position. Puis revenez dans l'axe de la colonne.
Recommencez ensuite l'exercice du côté gauche.
Ce travail postural ouvre la cage thoracique ; il est susceptible d'améliorer la capacité respiratoire.

Triangle dressé (*utthita trikonāsana*)

Cet *āsana* contribue à tonifier et à assouplir tous les membres. Soyez attentif à ne jamais forcer sur la flexion latérale, notamment en cas de douleurs lombaires avérées.

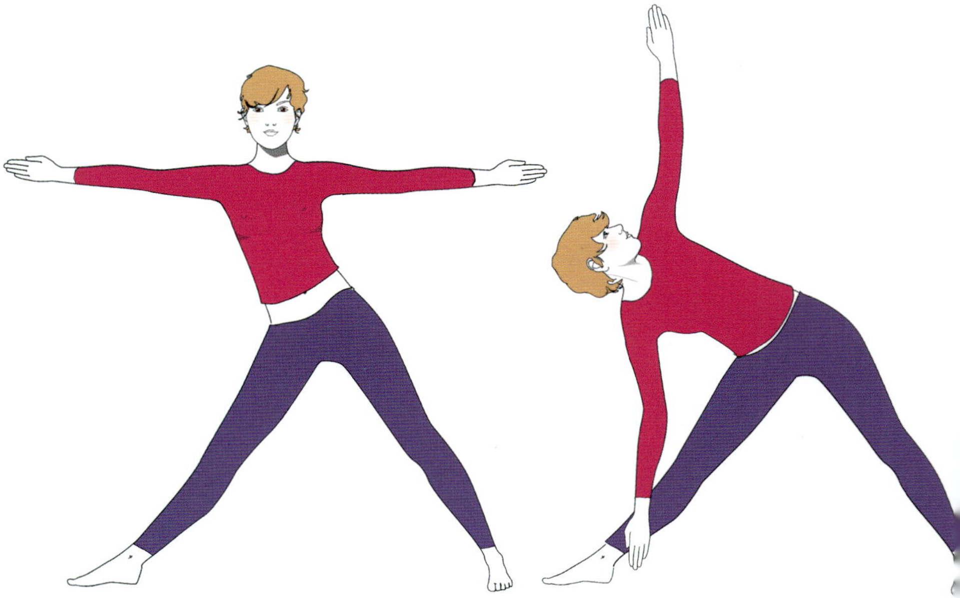

Ancrez-vous au sol, debout, les jambes tendues et largement espacées, formant un triangle. Tournez l'un de vos pieds à 90° vers la droite, tandis que l'autre reste dans l'alignement du corps. Vos bras sont levés à l'horizontale, les paumes vers le sol. À l'inspir, inclinez doucement le buste et le bassin sur le côté jusqu'à toucher la cheville avec votre main droite.

Dirigez votre regard vers le haut. Les épaules restent alignées et les jambes bien tendues. Expirez profondément.

Maintenez la posture une minute, puis répétez l'exercice du côté opposé.

HARMONISATION

POSTURE DE L'ENFANT (*BALĀSANA*)

Les effets très décontractants de cette posture invitent au lâcher-prise et apaisent le mental. Pratiquez-la régulièrement lorsque vous vous sentez fatigué et anxieux. Elle est également indiquée après une série d'étirements.

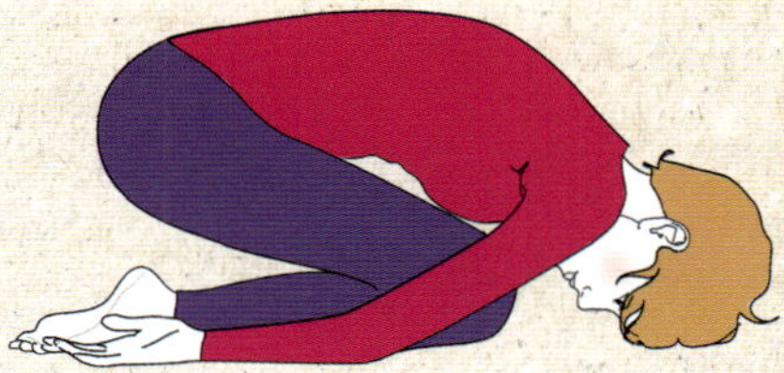

Asseyez-vous sur les talons, les bras le long du corps, les paumes orientées vers le haut. À l'expiration, inclinez-vous lentement vers l'avant, en gardant le dos droit, jusqu'à poser le front au sol. Relâchez les épaules, les coudes et les mains. Détendez-vous en respirant profondément quelques minutes.

Si vous manquez de souplesse et rencontrez des difficultés à toucher le sol, une variante consiste à placer un poing sur l'autre pour y reposer le front. Vous pouvez aussi utiliser une couverture pliée sous les fesses.

Les enroulements et flexions avant

En se penchant vers l'avant, les muscles fléchisseurs de la hanche sont mis à contribution, ainsi que les muscles extenseurs du bas du dos. Les enroulements permettent de libérer la région lombaire, de la relâcher. Au moment de l'inspiration, la cage thoracique se soulève ainsi que le cou, ce qui favorise encore l'élongation.

Ces postures ont un intérêt particulier pour tous ceux qui restent longtemps en position debout dans la journée, ainsi que pour les coureurs. Nous décrivons ci-après la plus appréciée et la plus courante qui consiste à toucher le genou avec la tête.

Le haut du corps sera rapproché du bas du corps. Le dos droit, une grande flexion de la colonne s'opérera sur toute sa longueur. Les flexions favorisent l'ouverture du dos vers la lumière, l'expiration profonde et l'intériorisation par la fermeture du corps à l'avant

« L'herbe, si le vent vient à passer, s'incline nécessairement. »

Confucius

Flexion en position assise (*janushirshāsana*)

L'exercice améliore la souplesse des articulations au niveau des genoux et de la hanche. Si vous ne parvenez pas à attraper votre orteil, prenez votre cheville ou votre mollet. Gardez le ventre bien serré.

Vous pouvez pratiquer cet *āsana* de façon rythmique, plusieurs fois de suite, ou rester immobile « la tête sur le genou », pour laisser l'énergie circuler le temps de quelques respirations. Concentrez-vous sur le déroulement du dos, des lombaires aux vertèbres cervicales.

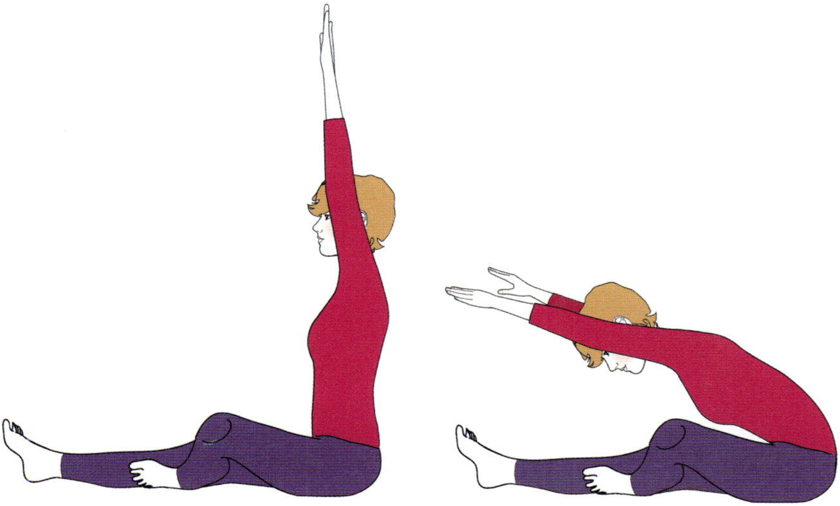

Asseyez-vous la jambe droite tendue, l'autre pliée, le talon bien calé. Inclinez-vous sur le côté, en gardant le dos allongé et droit le plus longtemps possible. Lorsque la tête touche le genou, essayez de saisir le bout des orteils avec les mains. Le ventre repose sur la cuisse. Travaillez votre souffle.

Pour revenir à la position initiale, relâchez vos pieds, maintenez le buste droit et remontez lentement en inspirant. Inversez ensuite la posture.

Les extensions

Les extensions consistent à incliner le buste vers l'arrière. La cage thoracique s'ouvre et le sternum se porte vers l'avant, le cou se tend. Afin d'éviter toute mauvaise exécution de la posture, il est important de serrer le ventre et de faire travailler les abdominaux.

Les personnes souffrant de problèmes de colonne vertébrale doivent rester dans les limites de leurs capacités, sans forcer.

Ces postures d'extension favorisent la circulation sanguine et contribuent à masser les organes internes. L'étirement de la face antérieure du corps tonifie les muscles postérieurs. L'ouverture de la cage thoracique assouplie la région haute du dos ; l'inspiration ample a un effet dynamisant.

> *« Dépasser le but, ce n'est pas l'atteindre. »*
>
> Confucius

Demi-poisson (*ardha matsypāsana*)

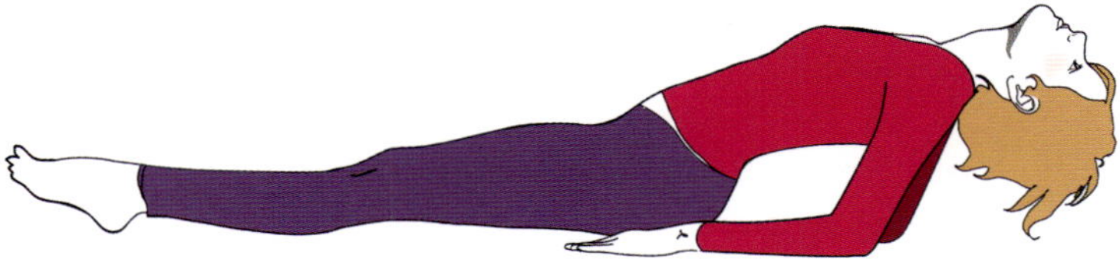

Allongez-vous sur le dos, les jambes jointes, les bras étendus le long du corps. Placez vos mains sous les fessiers, relevez la poitrine vers le ciel et renversez la tête en arrière, en la rapprochant du bassin. L'inspiration fait progresser dans la posture.

> « *C'est par le bien-faire que se crée le bien-être.* »
>
> Proverbe chinois

Le cobra avec support des bras (*sālamba bhujangāsana*)

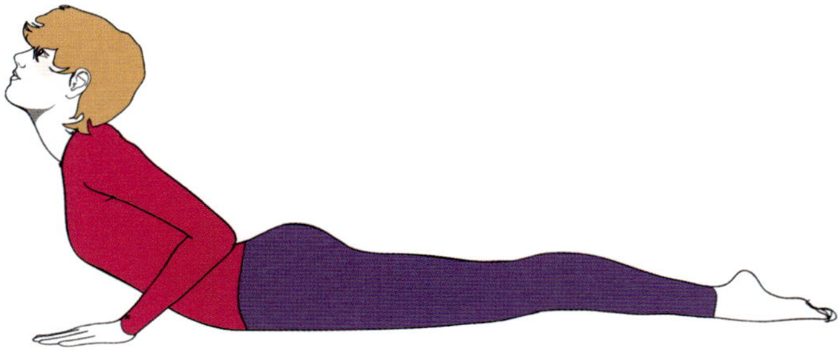

Les jambes, les cuisses et l'abdomen restent en contact avec le sol, la tête, la nuque et le haut du dos se redressent. Dirigez votre regard vers le haut. Sentez votre colonne se courber sur toute sa longueur.

En expirant longuement, revenez à la position initiale. Refaites l'exercice une seconde fois. Concentrez-vous sur toute la colonne vertébrale.

Au fur et à mesure que vous gagnerez en souplesse, les appuis sur les paumes seront de moins en moins nécessaires.

Demi-lune vers l'arrière (*hasta uttanāsana*)

Cet *āsana* est aussi appelé la « posture des bras levés ».

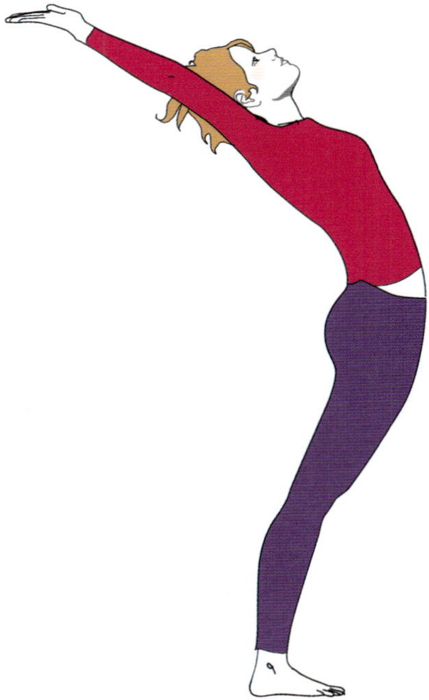

Installez-vous debout, les bras parallèles tendus vers le plafond. Dans l'inspir, inclinez le haut du corps vers l'arrière, tandis que vous exercerez une légère traction du bassin vers l'avant. Les jambes restent tendues. Relâchez toute contraction que vous pourriez sentir au niveau de la nuque.

Restez ainsi le temps que vous souhaitez, puis revenez à la verticale.

« Sans passer le pas de ta porte, tu peux connaître l'univers.
Sans regarder par ta fenêtre, tu peux découvrir la voie du ciel.
Plus tu iras loin, moins tu sauras.
Le sage connaît sans voyager, voit sans regarder, accomplit sans agir. »

Lao-Tseu,
Tao Te King, verset 47

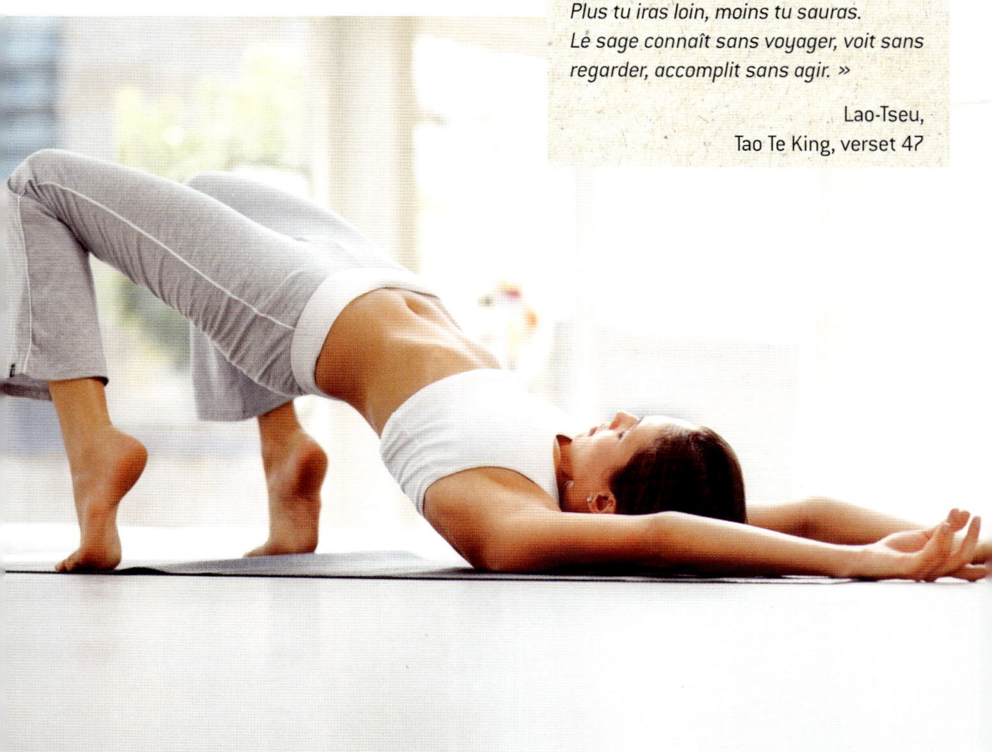

Les rotations et torsions

En tournant le corps autour de l'axe fixe de la colonne, c'est un essorage (une purification) qui est proposé aux articulations, aux tissus et aux organes. Les énergies stimulées s'équilibrent dans toutes les directions : haut-bas, droite-gauche... à la recherche de la verticalité de l'Arbre de vie.

Le crocodile dynamique (*jātharāsana*)

Appelée aussi « torsion de l'estomac », cette posture est à la fois apaisante et stimulante pour le système nerveux, elle libère les tensions dorsales et articulaires.

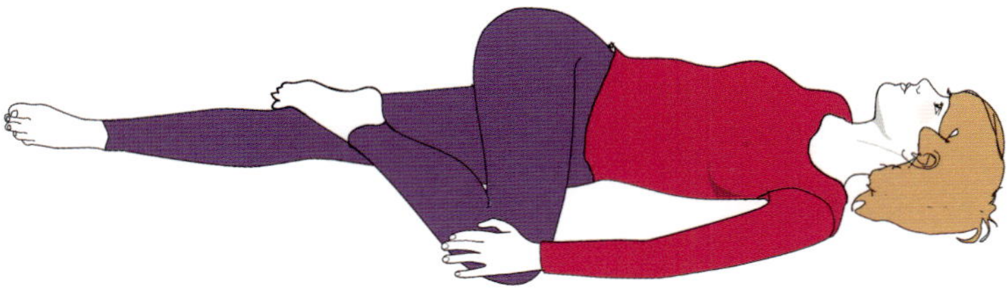

Vous êtes étendu sur le dos, bras allongés à hauteur des épaules, les pieds joints. Repliez vos jambes sur le côté, genoux serrés, tandis que le haut du corps reste à plat. Augmentez progressivement la torsion en posant le pied droit sur le genou gauche, la main droite placée sur le genou opposé qui doit rester en contact avec le sol. La tête est alignée dans l'axe du corps. Faites plusieurs respirations complètes dans cette posture. Revenez ensuite en position initiale et installez-vous de l'autre côté.

Le crocodile statique (*vakramakarāsana*)

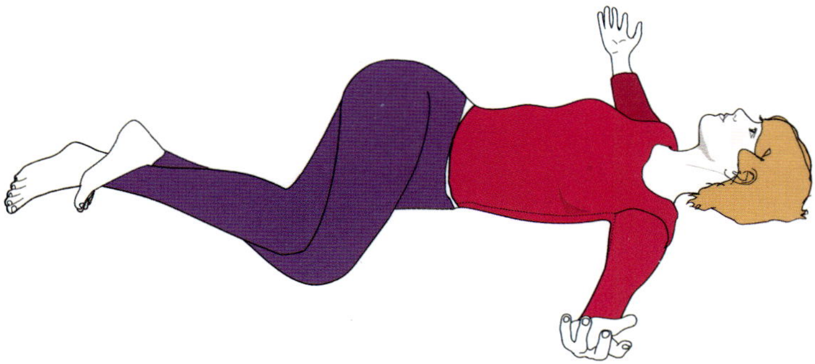

Dans la même position que précédemment, les bras placés à l'horizontale, les jambes allongées et enroulées sur un côté. Tournez la tête dans l'autre sens. Ainsi immobile, respirez profondément. La posture doit rester confortable, sinon revenez sur le dos, bien à plat.

> « *Quand tu arrives en haut de la montagne, continue de grimper.* »
>
> Proverbe tibétain

Torsion assise (*ardha-matsyandrāsana*)

Reconnue pour stimuler la digestion et renforcer la mobilité de la colonne, cette torsion permet aussi d'augmenter le niveau de concentration. La rotation s'installe progressivement en laissant s'étirer la colonne à mesure de l'enroulement et du déroulement autour de l'axe de verticalité.

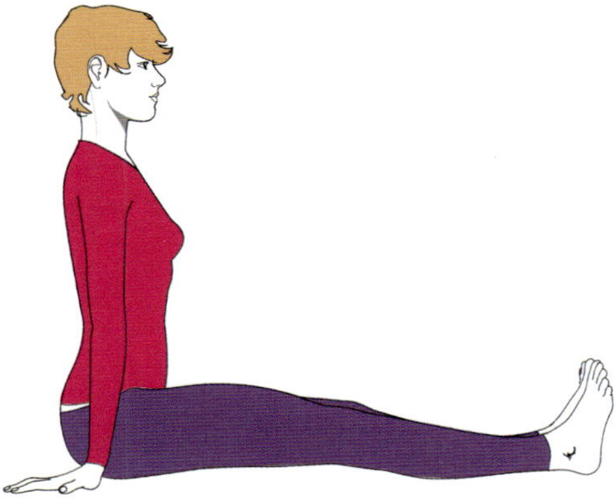

Installez-vous en position assise, les jambes tendues et le dos droit.

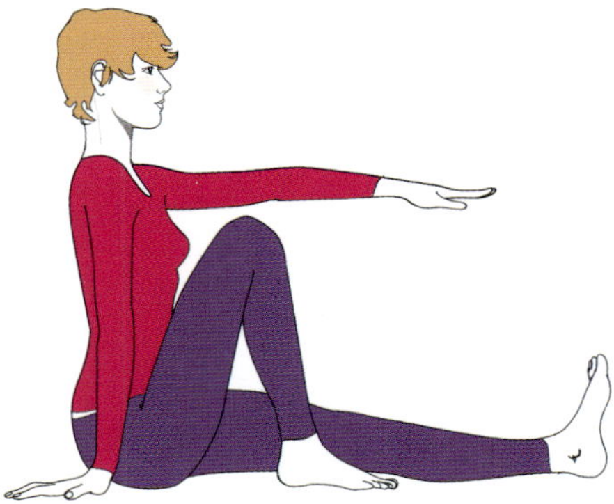

Repliez une jambe et attrapez le genou droit à l'aide du bras gauche.

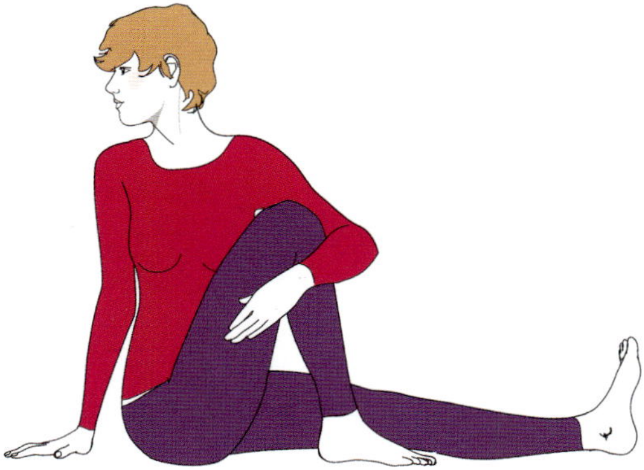

Posez la main gauche au sol derrière le dos et faites doucement pivoter le bassin et l'épaule du même côté. Fixez votre regard loin derrière vous. Gardez vos épaules relâchées. L'étirement augmente au fur et à mesure de l'inspiration et de l'expiration. Détendez-vous dans la flexion. Changez ensuite de côté.

Vous sentirez peut-être une raideur musculaire plus marquée d'un côté du corps que de l'autre. Pour corriger ce déséquilibre postural fréquent, vous pouvez prolonger l'étirement des articulations ankylosées, mais sans jamais forcer.

Triangle debout
(trikonāsana)

Il s'agit de construire une base large grâce à l'espace entre les pieds et d'étirer la colonne vertébrale ; le bassin reste fixe, alors que la ligne des épaules tourne sur un côté ; la main qui viendra se poser au sol devant les pieds constitue un nouveau point d'appui pour former un triangle.

Mettez-vous debout, les pieds largement espacés. Tendez vos bras horizontalement à hauteur d'épaules, puis penchez le buste en avant. Le bassin reste fixe, tandis que la ligne des omoplates pivote sur un côté.

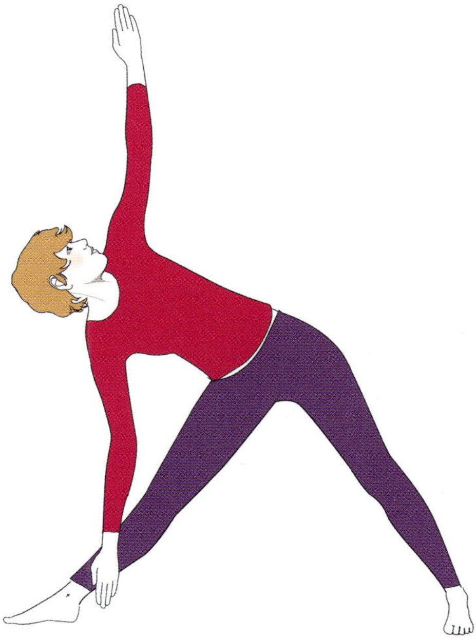

Posez une main au sol devant les pieds, les doigts dirigés vers vous, et allongez bien l'autre bras vers le haut. Regardez en direction du ciel. Maintenez cette posture pendant quelques respirations. Expirez et revenez à la position initiale. Reprenez l'exercice du côté opposé.

HARMONISATION : UNE POSTURE D'ALLIANCE

« GENOUX À LA POITRINE » (*APANĀSANA*)

Après une posture d'étirement ou en torsion, vous pouvez pratiquer cette contre-posture qui apporte un réconfort physique et mental, et permet de se recentrer.

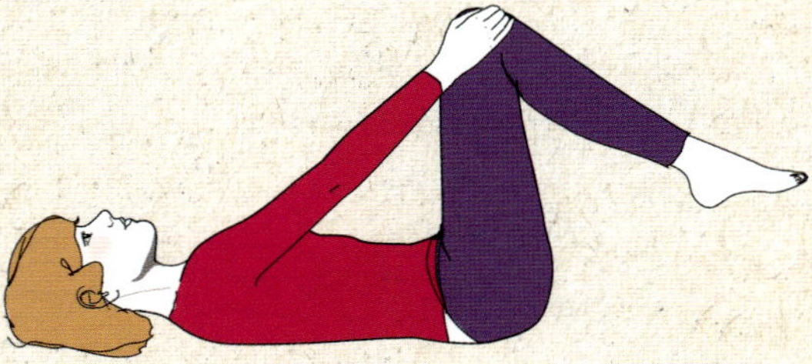

Allongez-vous sur le dos et ramenez les jambes vers la poitrine, une main posée sur chaque genou. Soyez attentif à toutes vos sensations corporelles et écoutez votre souffle se déployer paisiblement.

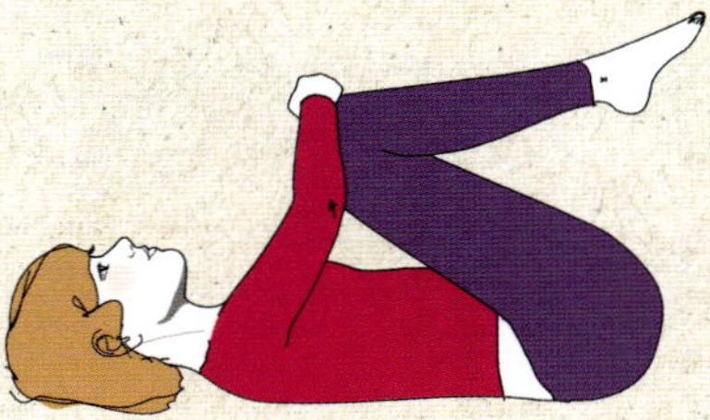

Pour un travail postural plus dynamique, rapprochez les genoux de l'abdomen puis éloignez-les, au rythme de votre respiration.

Les inversions

L'inversion est un défi des lois de l'équilibre. Elle modifie les perceptions habituelles et déconditionne. Tête en bas et pieds en l'air ou encore nombril plus haut que le palais, l'inversion est une invitation à l'immobilité face à l'inconnu, à l'intériorité.

La table à deux pieds (*dvipādapītham*)

Vous pouvez pratiquer cet exercice en dynamique ou en statique.

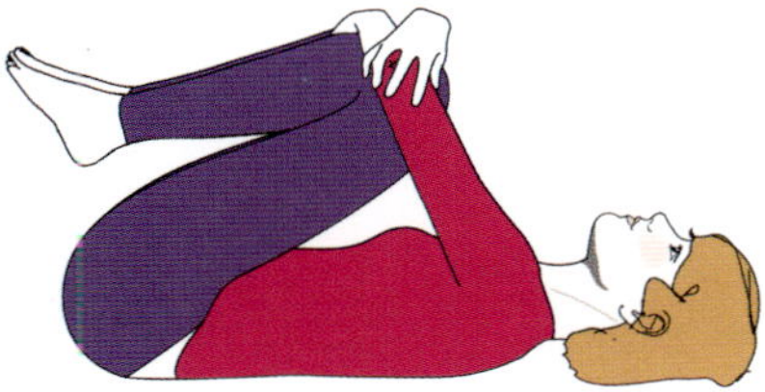

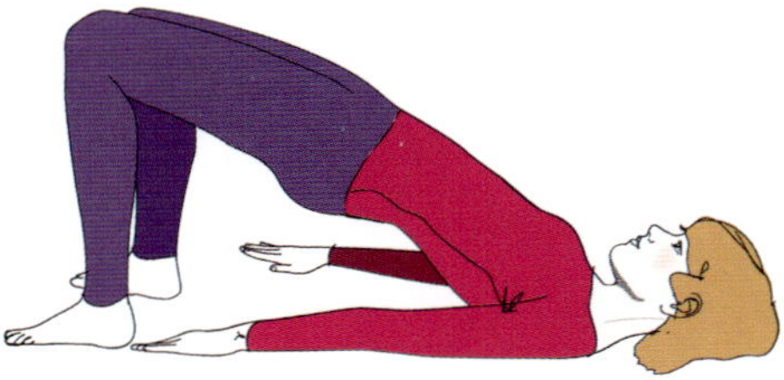

Allongez-vous sur le dos, les genoux fléchis, les talons près des fessiers. Entourez vos genoux de vos bras afin de bien étirer le bas du dos. Puis, posez les bras le long du corps.

Sur une inspiration, poussez dans vos pieds et soulevez lentement le bassin, la région lombaire et les vertèbres dorsales ; le corps reste bien aligné, formant une « oblique » des genoux aux épaules.
Sur l'expiration, déroulez progressivement la colonne au sol.

Le demi-pont (*setu bandhāsana*)

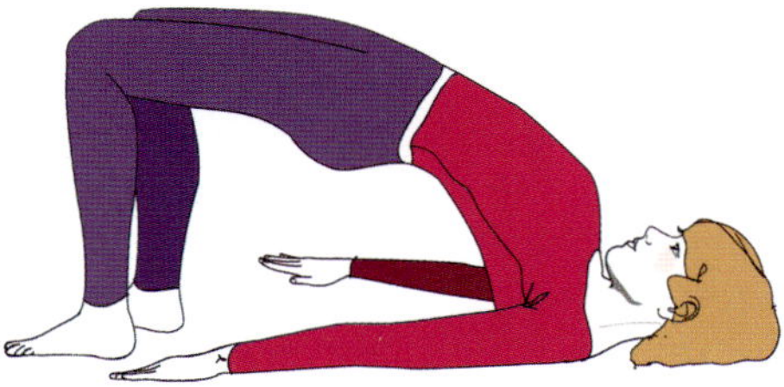

Reprenez la même posture que précédemment. Cette fois, soulevez davantage le bassin pour venir prendre appui sur les épaules et la nuque ; votre menton se place contre le sternum. Le poids du corps se déplace vers les épaules, la cage s'ouvre. Maintenez la posture le temps de quelques respirations, puis relâchez.

Le chien tête en bas (*adho muka svanāsana*)

Cette posture permet de soulager efficacement les douleurs lombaires.

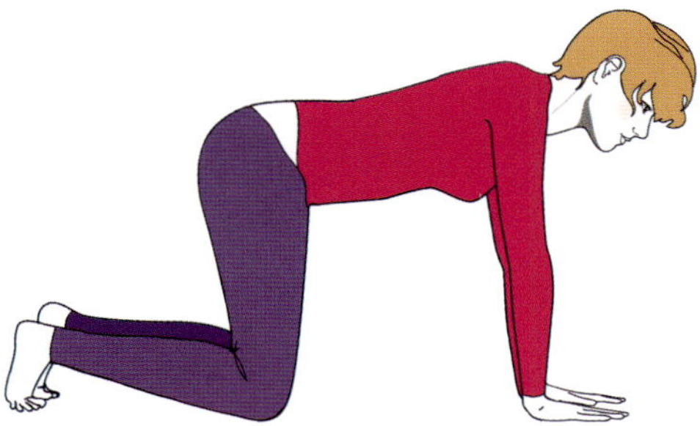

Installez-vous à quatre pattes, les bras tendus, les mains bien à plat sur le sol.

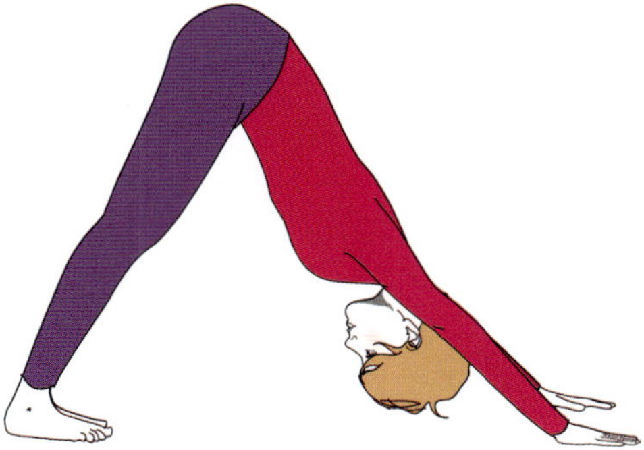

Levez les hanches en gardant les genoux fléchis si besoin, les talons continuant à descendre vers le sol. Sentez-vous en équilibre et enraciné autant par les jambes et les pieds que par les bras et les mains, tandis que les hanches pointent vers le haut. Maintenez l'équilibre entre vos appuis. Veillez à relâcher toute contraction au niveau du cou et des trapèzes.

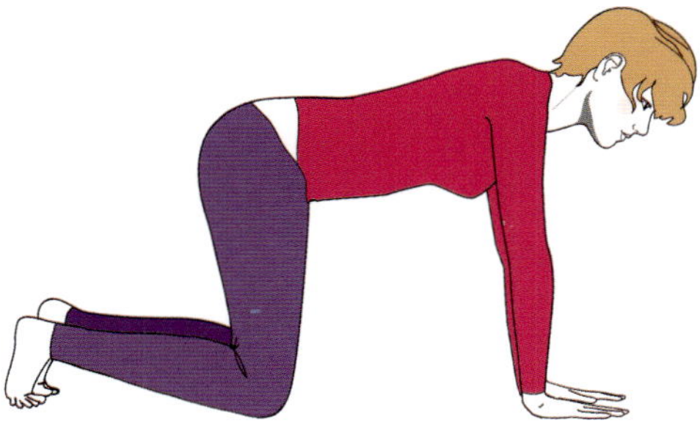

Revenez ensuite à la position initiale.

Action inversée (*viparīta-karani mudrā*)

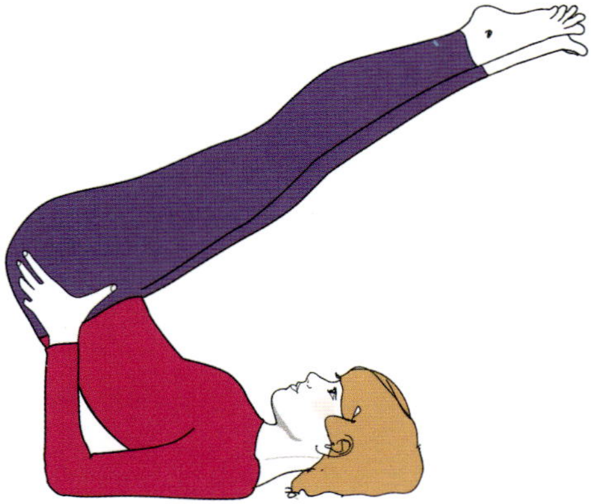

Installez-vous à plat sur le dos. Repliez les jambes sur la poitrine, les bras le long du buste et les paumes de main au sol. En lançant en arrière les jambes, portez les genoux vers les épaules ; les mains viennent soutenir le bassin et les jambes se tendent à mesure qu'elles s'inclinent vers l'arrière. Le poids du corps se porte alors sur les épaules. Plusieurs respirations modèlent l'attitude.

HARMONISATION (*APANĀSANA*)

Après une posture en inversion, faites une contre-posture simple et relaxante comme *apanāsana*, proche de la position fœtale.

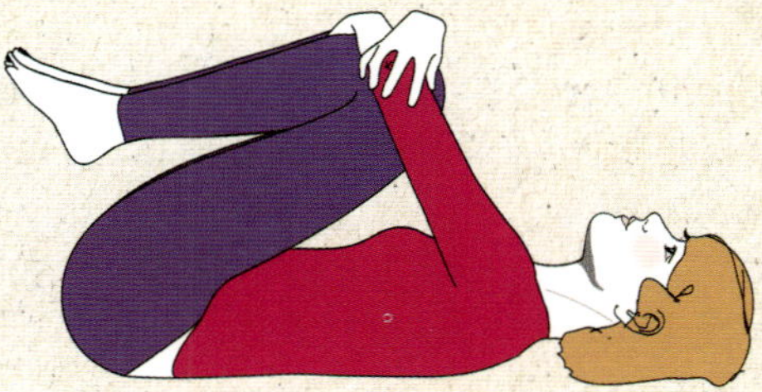

Allongez-vous sur le dos, les genoux serrés et repliés sur la poitrine à l'aide des avant-bras. Respirez paisiblement le temps que vous souhaitez.

« La haute maison de terre battue est la vue. Les solides fondations sont la méditation. Les murs soigneusement tassés sont l'action. Ces trois éléments réunis forment la maison de terre battue qui perdure à jamais. »

Shabkar

Les appuis sur les mains et sur les bras

S'appuyer, se sentir soutenu par le sol, comme pour mieux s'en dégager et donc s'élever, développe la vigilance. Les appuis sur les mains ou les bras amènent à la juste distance du sol, de nous-mêmes, et renforce la force intérieure par la confiance.

Posture simplifiée du chat (*bidalhāsana)*

Cette position, qui évoque l'étirement du chat, assouplit la colonne vertébrale, tonifie les muscles du dos et évacue les tensions.

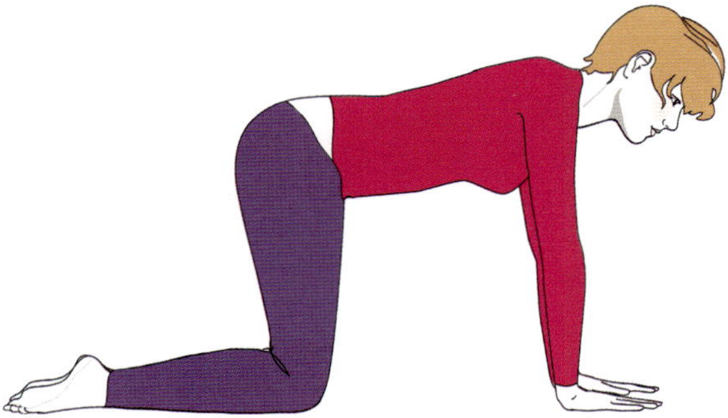

Installez-vous à quatre pattes, les mains posées sur le sol à l'aplomb des épaules, les bras tendus, la nuque droite.

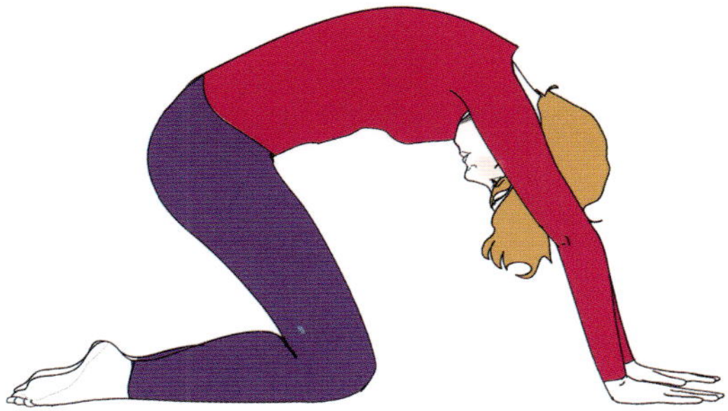

Sur l'expiration, arrondissez le dos, écartez les omoplates et baissez la tête en rentrant le menton. À l'inspiration, ramenez le dos à l'horizontale.
Alternez les positions (dos arrondi – dos droit) en suivant le rythme de votre respiration.

Le guetteur facial (*utthita pādāsana*)

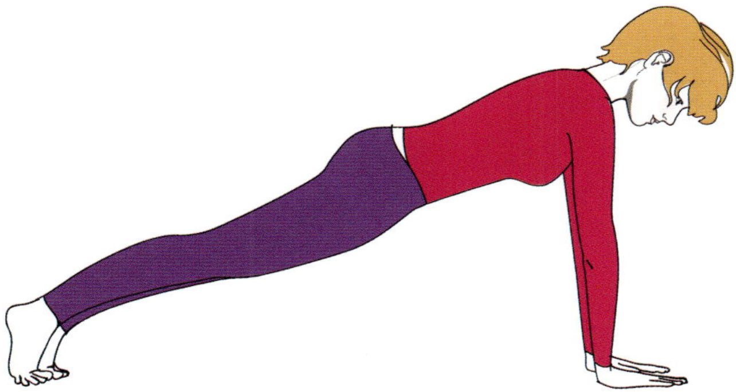

À partir de la position à quatre pattes, allongez les jambes et prenez appui sur la pointe des pieds ; gardez les bras bien tendus. La colonne tend à être rectiligne jusqu'à la nuque.
Respirez calmement dans la posture. Puis fléchissez les genoux pour revenir à la position initiale.

L'équilibre debout

Afin de favoriser la concentration et le calme nécessaires aux pratiques plus intérieures et plus subtiles qui débutent ou terminent la séance (assise silencieuse, respiration *prānāyāma*…), nous vous suggérons de choisir une ou deux postures d'équilibre en station verticale.

L'équilibre debout est le symbole de l'Homme relié entre la Terre et le Ciel. La position verticale stable se cherche par un ajustement constant entre le tonus musculaire, la répartition du poids des différentes parties du corps de façon à trouver le centre de gravité ; l'équilibre structure, concentre et apaise.

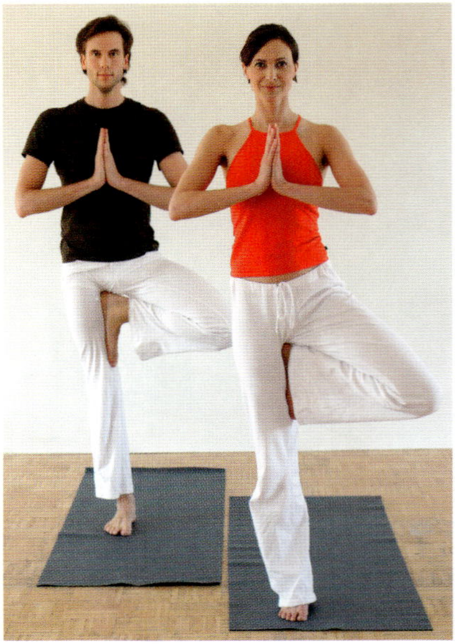

« Qui domine les autres est fort. Qui se domine est puissant. »

Lao-Tseu

Demi-lune (*chakrāsana*)

Debout, les pieds serrés, inclinez-vous sur le côté, en fléchissant un bras au-dessus de votre tête. Maintenez quelques instants la posture, puis revenez en position initiale. Répétez l'*āsana* du côté opposé.

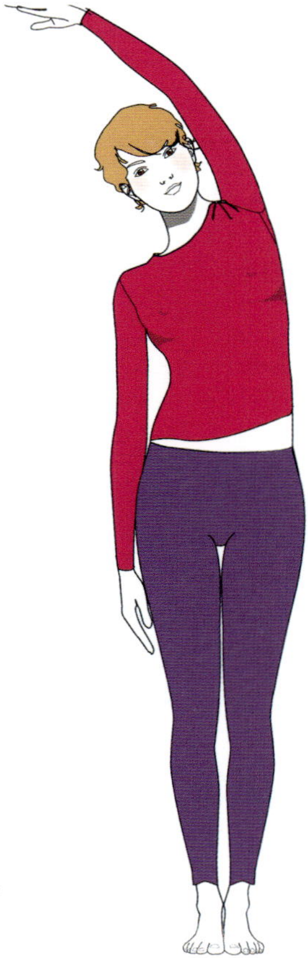

L'arbre (*vrikshāsana*)

Installez-vous debout, les jambes serrées, les pieds bien ancrés sur le sol. À l'aide d'une main, placez votre pied droit sur l'intérieur de la cuisse gauche près de l'aine. En équilibre sur une jambe, joignez les mains devant la poitrine. Fixez votre regard sur un point situé droit devant vous, afin de maintenir la position plus stable.

Imaginez être un arbre dont les racines s'enfoncent profondément dans le sol. Prenez le temps d'inspirer et d'expirer calmement.

Revenez à la posture de départ et refaites l'exercice avec l'autre jambe.

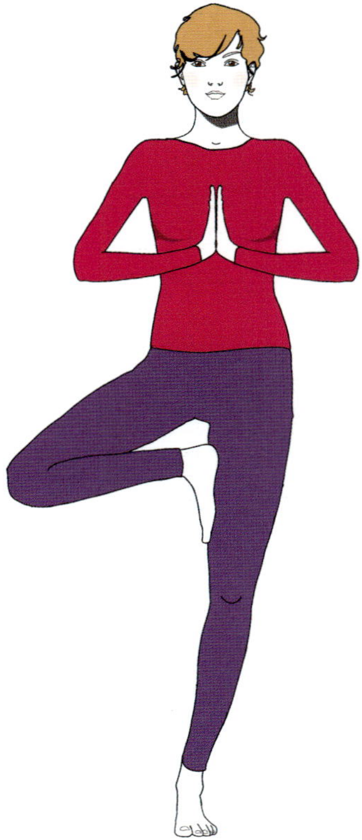

L'aigle (*garudāsana*)

Debout, les jambes jointes, les bras le long du corps. Repliez le genou droit, puis croisez la jambe gauche sur la jambe droite, le pied gauche se trouvant contre le mollet droit. Pliez vos coudes devant la poitrine et joignez les paumes. Élevez ainsi les bras à hauteur d'épaules. Maintenez la posture un instant, puis tendez les bras au-dessus de la tête, les poignets croisés et les paumes jointes. Répétez l'exercice en inversant la jambe de départ.

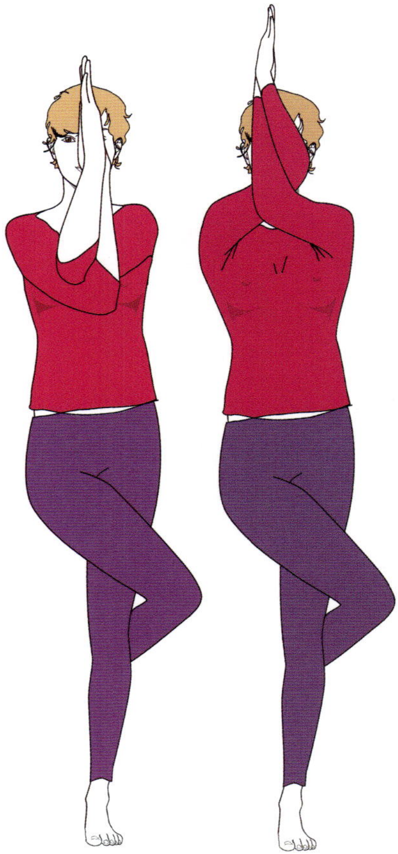

Les « sorties » pour compenser et détendre tout le corps

La pratique des postures de yoga mobilise intensément les muscles et le souffle, nécessitant de dépasser un certain degré d'inconfort. Après un travail postural dynamique, vous pourrez enchaîner sur une posture de relaxation qui vous aidera à vous détendre après l'effort dans une immobilité silencieuse.

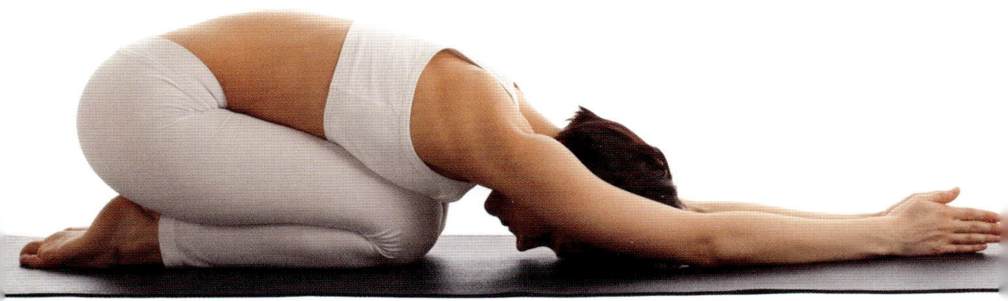

Position fœtale

Installez-vous confortablement dans la position fœtale ou celle de la feuille pliée (identique à la posture de l'enfant), les avant-bras placés devant vous ou bien le long des cuisses, le front posé au sol.

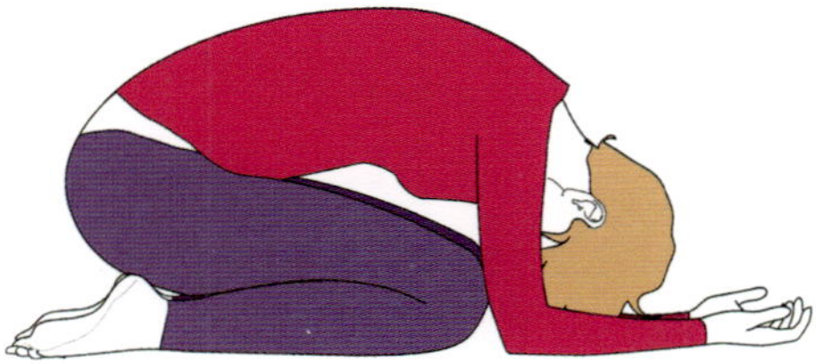

Position fœtale

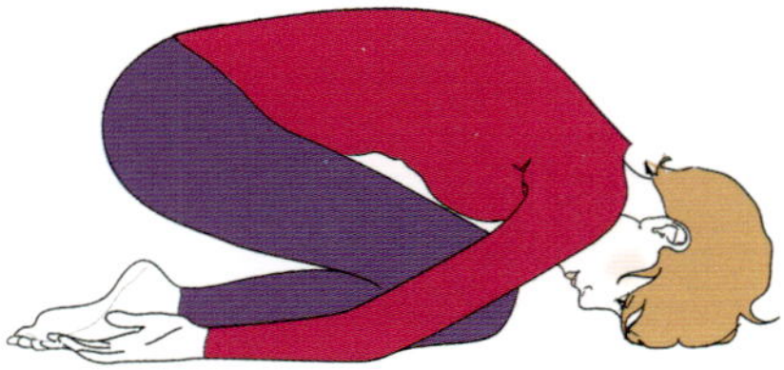

Feuille pliée

Posture de savāsana

Position du changement d'un état à un autre, dite de l'« entre-deux », elle prépare le corps à un temps de pause et de régulation du souffle, favorise la concentration et une meilleure intégration des exercices réalisés.

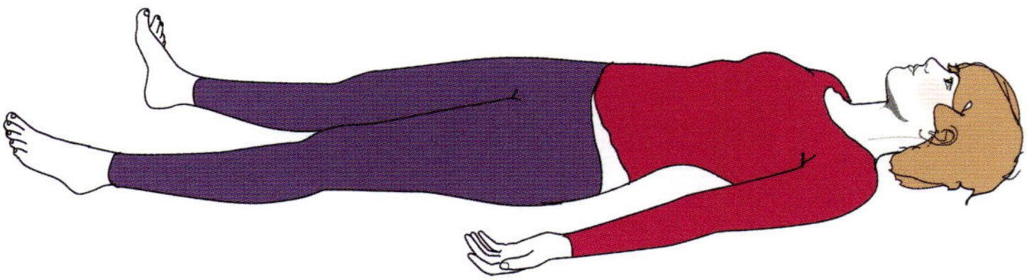

Allongez-vous sur le dos, les jambes détendues, les bras le long du corps, les paumes dirigées vers le plafond. Allongez bien la nuque et rentrez légèrement le menton.
Laissez votre souffle se déployer naturellement sans en modifier le rythme ; goûtez simplement au silence et à la paix intérieure.

Fermez les yeux et observez le rythme de votre respiration, elle doit être longue et profonde ; portez attention aux sensations qui vous traversent, relâchez toute tension et n'hésitez pas à soupirer, à bâiller et à vous étirer en fin de séance...

L'enchaînement de postures ou *kārana*

Dans la mythologie hindoue, le dieu du Soleil est vénéré comme un symbole de santé et d'immortalité. Véritable rituel en Inde, la prosternation connue sous le nom de « la salutation au soleil » est traditionnellement exécutée à l'aube, face au soleil levant et au crépuscule.

La salutation au soleil (*sūrya namaskāra*)

Cet ensemble de douze postures dynamiques agit sur toutes les fonctions du corps et prépare le physique et le mental aux autres *āsana*. L'enchaînement se déroule de façon harmonieuse et continue, chaque mouvement venant contrebalancer le précédent et préparer le suivant. La respiration coordonne le rythme et les mouvements.

La salutation au soleil forme un cycle complet qui réunit les principales *āsana* et toutes les phases de la respiration.

Le cycle se compose de deux parties : on commence d'abord par le pied droit qui avance (posture 4 et 9), puis le pied gauche avance (posture 10). On change l'alternance des pieds dans la deuxième salutation. La respiration suit les mouvements et l'on commence par l'expiration. L'enchaînement (*kārana*) peut être répété au moins trois fois de suite : il fait alors place à une seule et même posture vécue avec vigilance et une prise de conscience globale du corps, du début à la fin de l'élan gestuel.

La salutation au soleil (*sūrya namaskāra*)

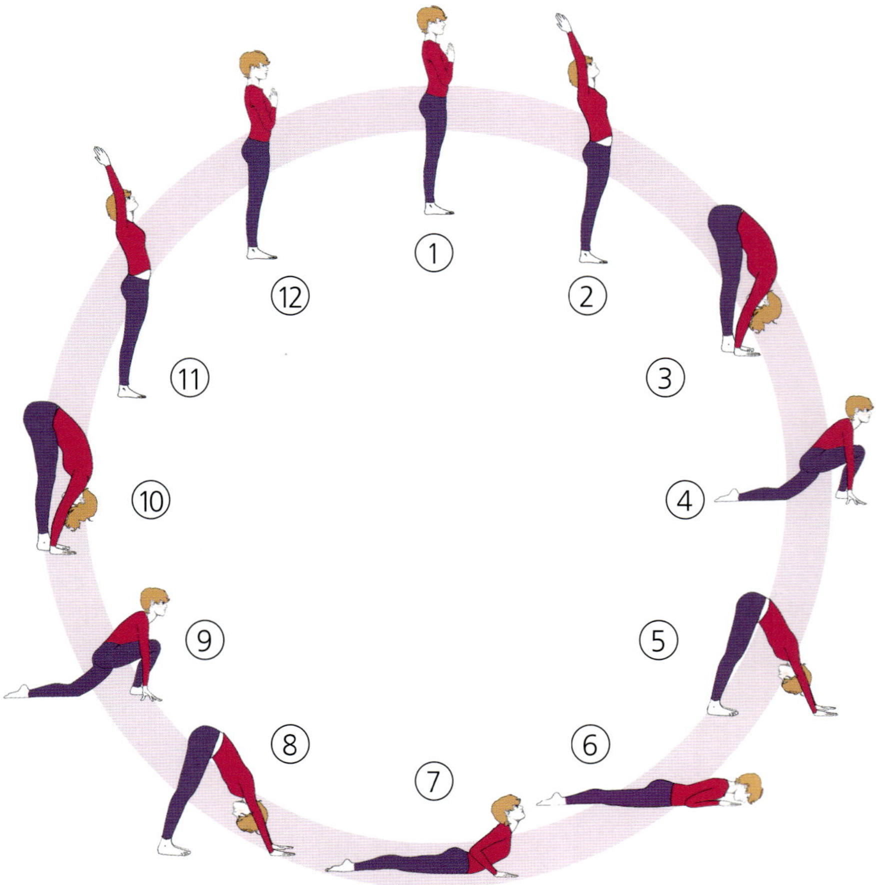

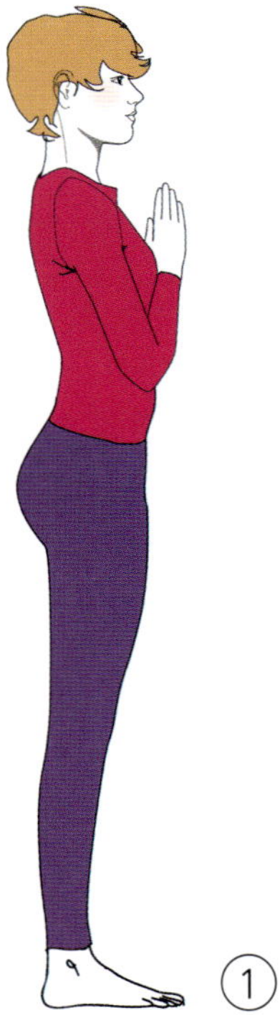

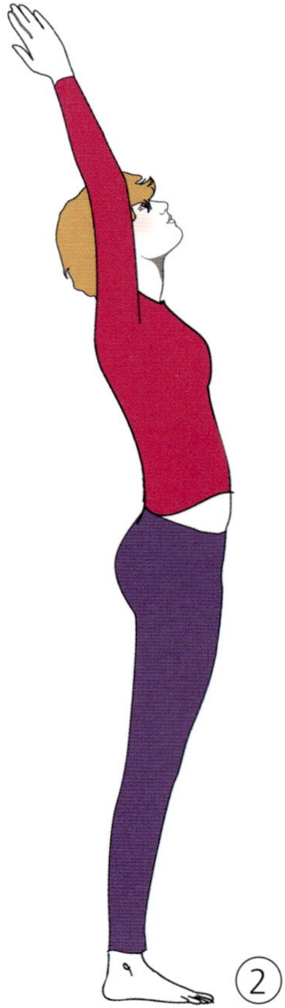

1. Installez-vous debout, les jambes serrées, les mains jointes au milieu de la poitrine. Inspirez et expirez profondément.

2. Puis levez les bras au-dessus de la tête, les paumes toujours jointes et inclinez le buste vers l'arrière.

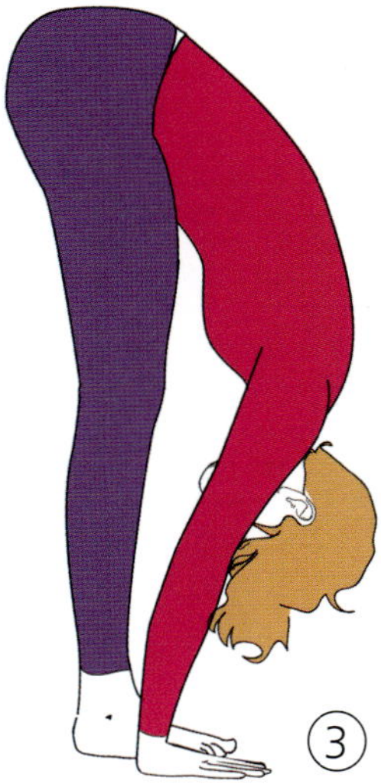

3

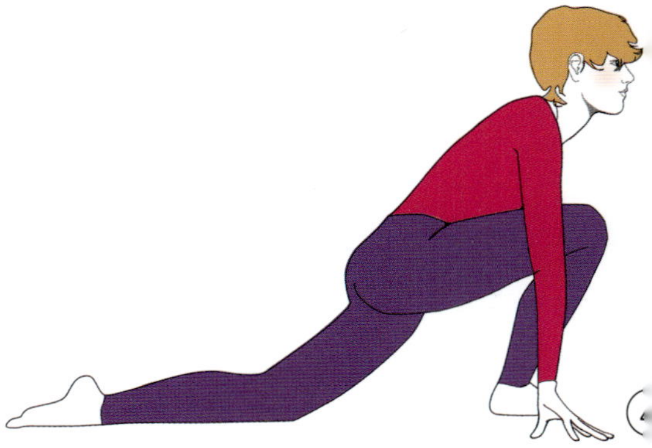

3. Expirez et penchez-vous en avant jusqu'à plaquer les paumes au sol devant vos pieds. Le front tend à toucher les genoux.

4. Inspirez, puis allongez la jambe droite vers l'arrière, genou au sol, les pieds en appui sur les orteils, les mains à plat de part et d'autre du genou fléchi.

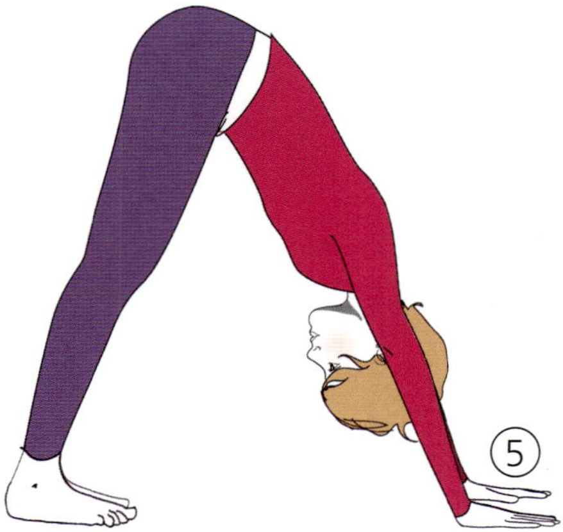

(5)

5. Retenez votre respiration à poumons pleins et tirez la jambe gauche en arrière en soulevant les fesses, le dos aligné dans le prolongement des bras, les pieds revenus à plat.

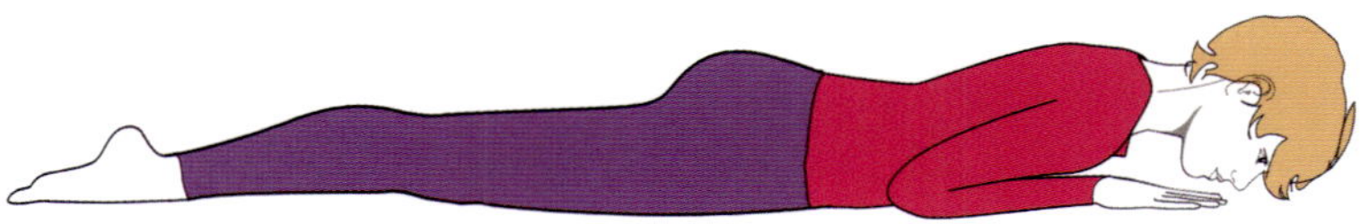

(6)

6. Sur l'expiration, pliez les bras et posez le corps au sol, les hanches légèrement décollées, les pieds en appui sur les orteils retournés, les mains à hauteur d'épaules. Laissez le menton au contact du sol.

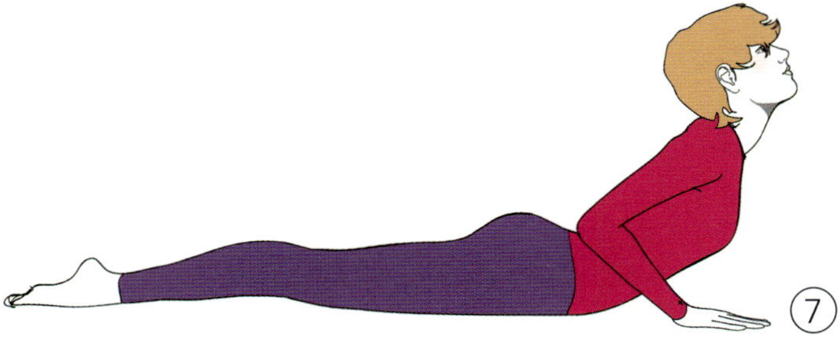

7. Inspirez à nouveau, redressez le buste en prenant appui sur les avant-bras. Dirigez votre regard vers le haut. Les jambes tendues reposent toujours sur le sol.

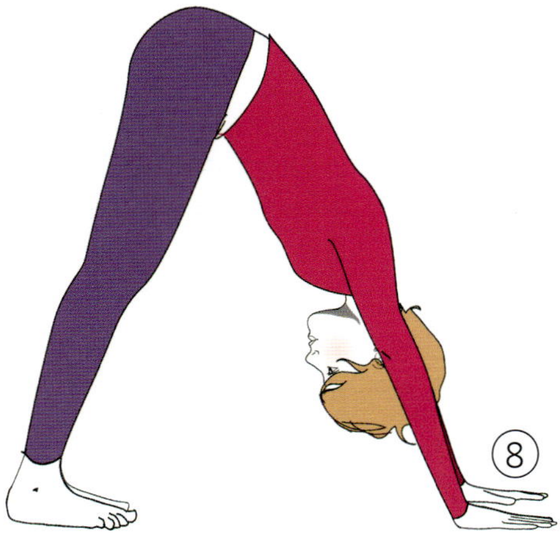

8. Refaites le cinquième mouvement : expirez et redressez les fesses en arrière, les bras tendus, les paumes posées à plat devant vous.

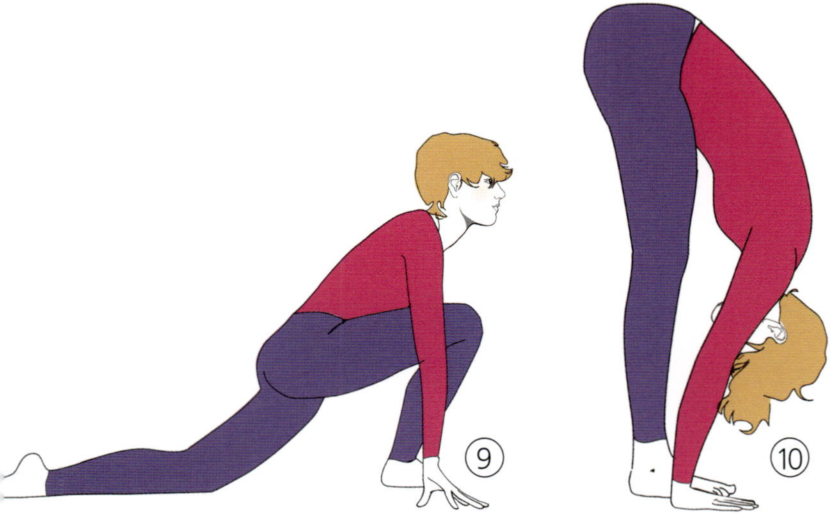

9. Inspirez, fléchissez la jambe droite, le pied venant se placer entre vos mains, tandis que la jambe gauche est ramenée en arrière, genou tendu.

10. Ramenez les pieds à la même hauteur, le buste replié, les paumes touchant le sol.

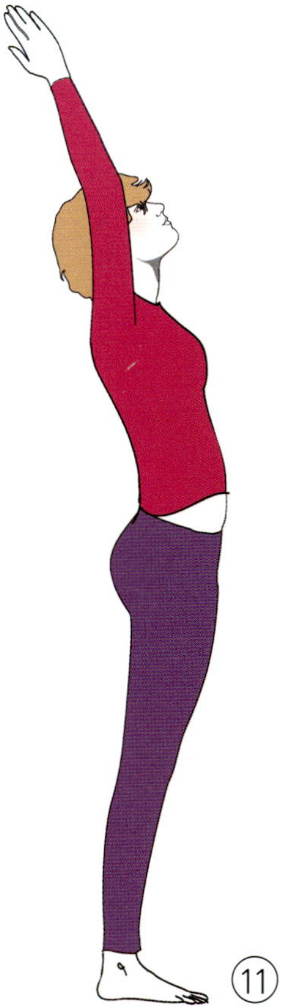

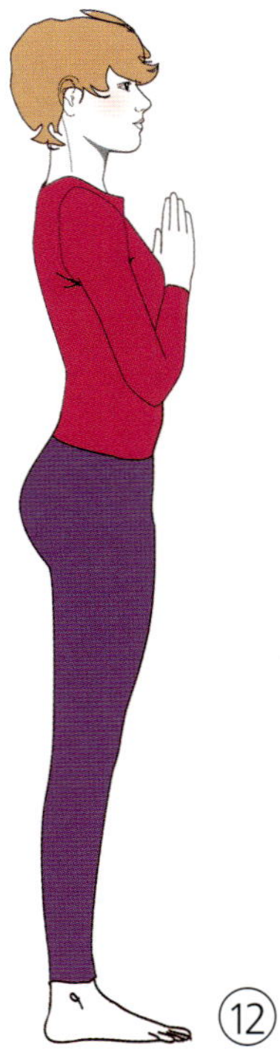

11. Inspirez profondément et redressez-vous, les bras et le regard dirigés vers le haut, le dos légèrement cambré en arrière.

12. Expirez, revenez ensuite en position verticale et joignez les mains en prière devant la poitrine.
Répétez l'ensemble de la séquence plusieurs fois et veillez à changer de jambe à chaque nouveau cycle.

L'assise, de l'extérieur vers l'intérieur

L'assise prépare à la méditation. Elle représente la prise de conscience du « sens de la verticalité » qui caractérise le redressement de l'être humain et son évolution sur l'échelle de la Création. Génératrice d'immobilité et de repos, elle nous libère un moment de la dispersion et du stress générés par nos activités quotidiennes. Dans un espace de quiétude propice au prānāyāma et à l'Éveil, elle permet de nous rassembler, de nous rendre présents à notre monde intérieur.

Il existe de multiples variantes au sol qui utilisent un coussin, un siège bas ou surélevé, dans un but unique : redresser notre colonne vertébrale, notre « Arbre de vie ». Afin de construire une posture verticale – nuque, colonne et bassin parfaitement alignés – il est nécessaire de préparer un socle stable et solide, lieu d'ancrage des énergies. La posture assise, dans ses formes diverses, est l'aboutissement d'une séance d'*āsana*.

« Appliquez-vous à garder en toute chose le juste milieu. »

Confucius

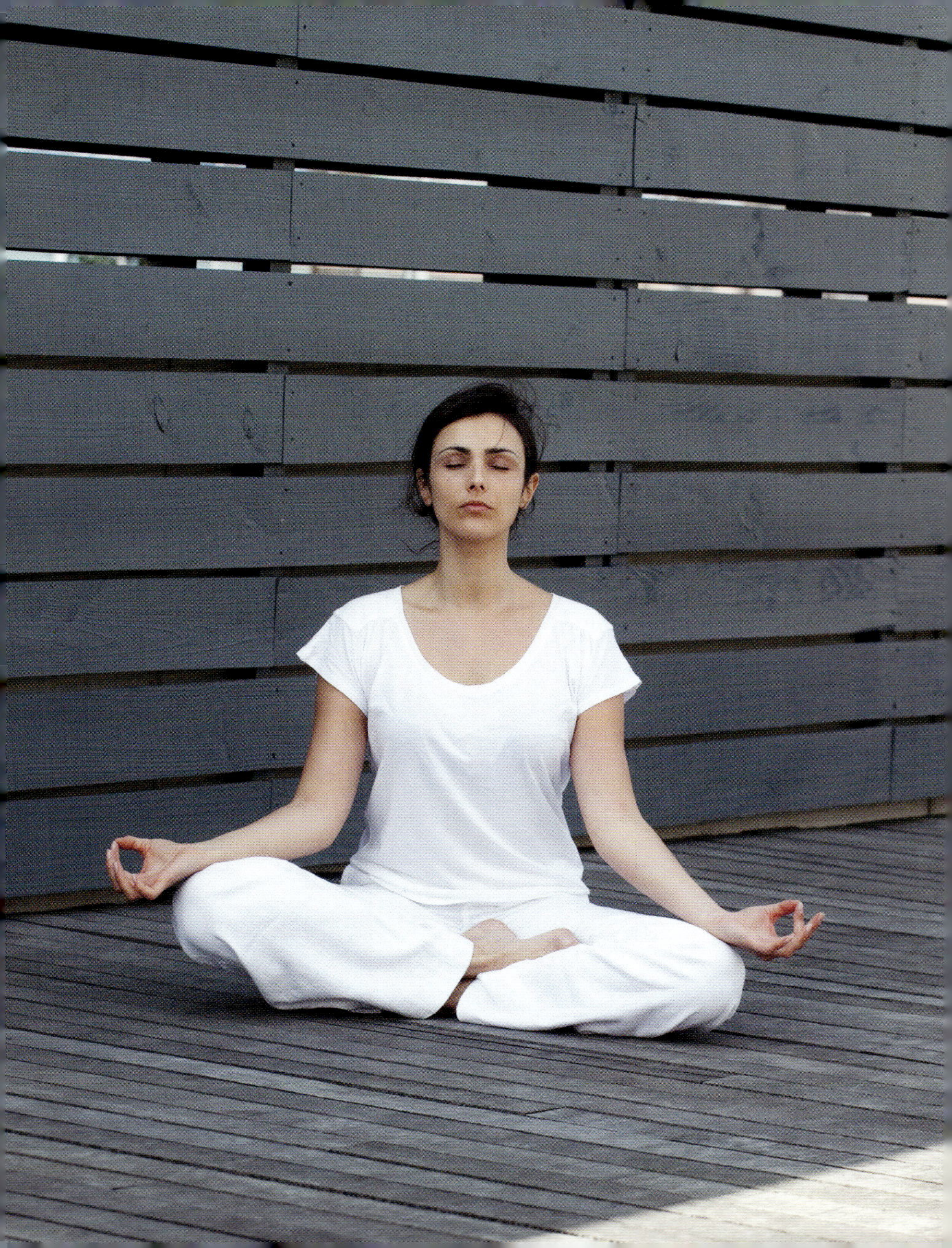

La position du lotus, fleur sacrée

Dans la tradition de l'Inde, la fleur de lotus est chargée d'une forte représentation symbolique : elle est la matrice des dieux créateurs. Issue du limon originel, elle donna naissance au dieu Brahmā, seigneur de l'univers et père de toutes les créatures.

Le lotus symbolise l'évolution spirituelle de l'homme : les racines plongeant dans la boue représentent sa nature inférieure ; la tige émergeant à la surface de l'eau sa recherche intuitive et son attrait pour la lumière. La sève symbolise la montée de l'énergie vitale (*kundalinī*) vers l'éveil de la pleine conscience, et la fleur s'épanouissant au soleil, la réalisation du Soi. Au sommet du crâne s'épanouit le lotus aux mille pétales (*sahasrāra*). L'ensemble symbolise l'intégration des énergies de l'être, du plus dense au plus subtil.

Cette posture est idéale pour apaiser les pensées, contrôler le souffle et atteindre l'état méditatif (*dhyāna*).

> *« Tout homme porte en lui le germe de son épanouissement. »*
>
> Padmāsana

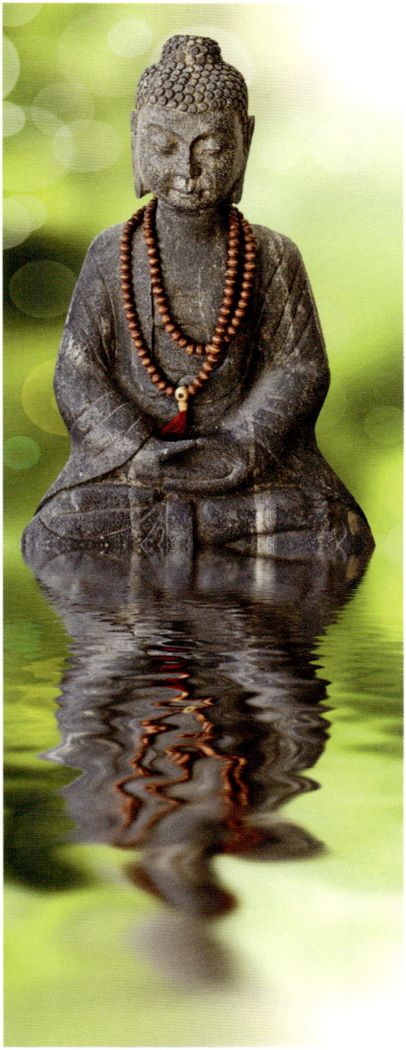

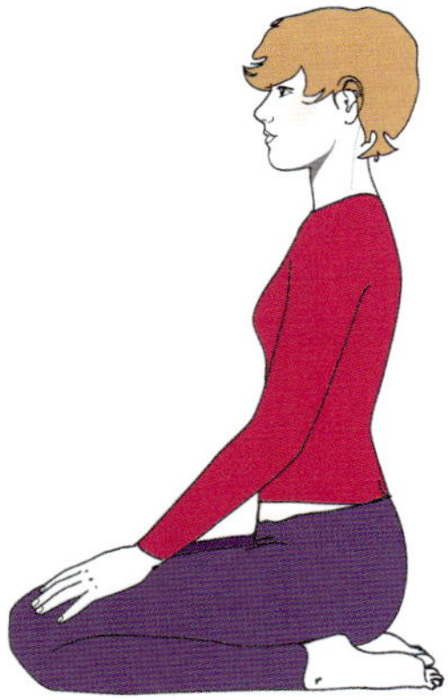

L'assise en lotus (*padmāsana*) consiste tout d'abord à s'asseoir en tailleur, puis à poser les pieds sur le haut des cuisses, le buste maintenu bien droit, les genoux se rapprochant du sol.

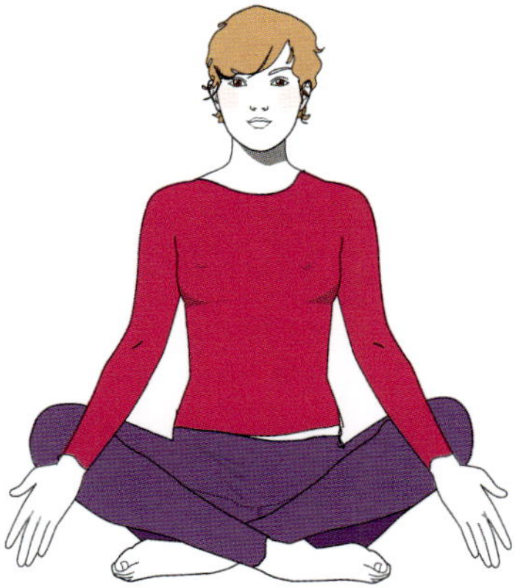

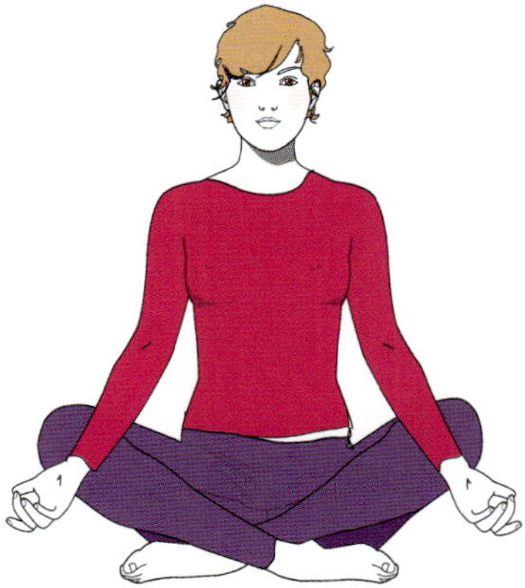

Les paumes sont tournées vers le ciel, l'index et le pouce pincés dans le geste de la connaissance (*jnana mudrā*).

La marche méditative ou yoga de la marche

Mouvement simple et naturel, la marche est recommandée à tous. Pratiquée consciemment, en coordonnant chaque geste à la respiration, elle nous ramène au contact de nos sensations physiques, au monde qui nous entoure, à l'instant présent. Elle rééquilibre harmonieusement le corps et l'esprit, développe le souffle, stimule la circulation... Tous les sens en éveil, nous sommes alors invités à vivre une expérience méditative, une méditation dans l'action.

Pratiquez aussi souvent que possible une marche consciente, en allant à pied à la gare ou à l'arrêt de bus, par exemple. Ne ralentissez pas votre pas pour autant : marchez à un rythme normal, sans précipitation. Portez votre attention sur vos jambes qui se plient et se déplient, sur les muscles de vos cuisses, sur vos genoux, sur vos pieds qui touchent alternativement le sol. Puis sentez vos bras et vos épaules se balancer.

Un autre exercice consiste à tirer la tête vers le haut en marchant, comme si vous souhaitiez toucher le ciel du haut du crâne. Il n'est pas nécessaire d'exagérer l'élongation.

Une dernière série de postures de marche, davantage axée sur la concentration, consiste à déambuler en rond dans un espace bien délimité et à porter son attention sur chaque mouvement en le décrivant mentalement : « je lève le pied », « je le porte en avant », « je le pose ». Une vingtaine de minutes suffisent à l'exercice.

> *« Bien que les pieds de l'homme n'occupent qu'un petit coin de la terre, c'est par tout l'espace qu'il n'occupe pas que l'homme peut marcher sur la terre immense ».*
>
> Tchouang-tseu

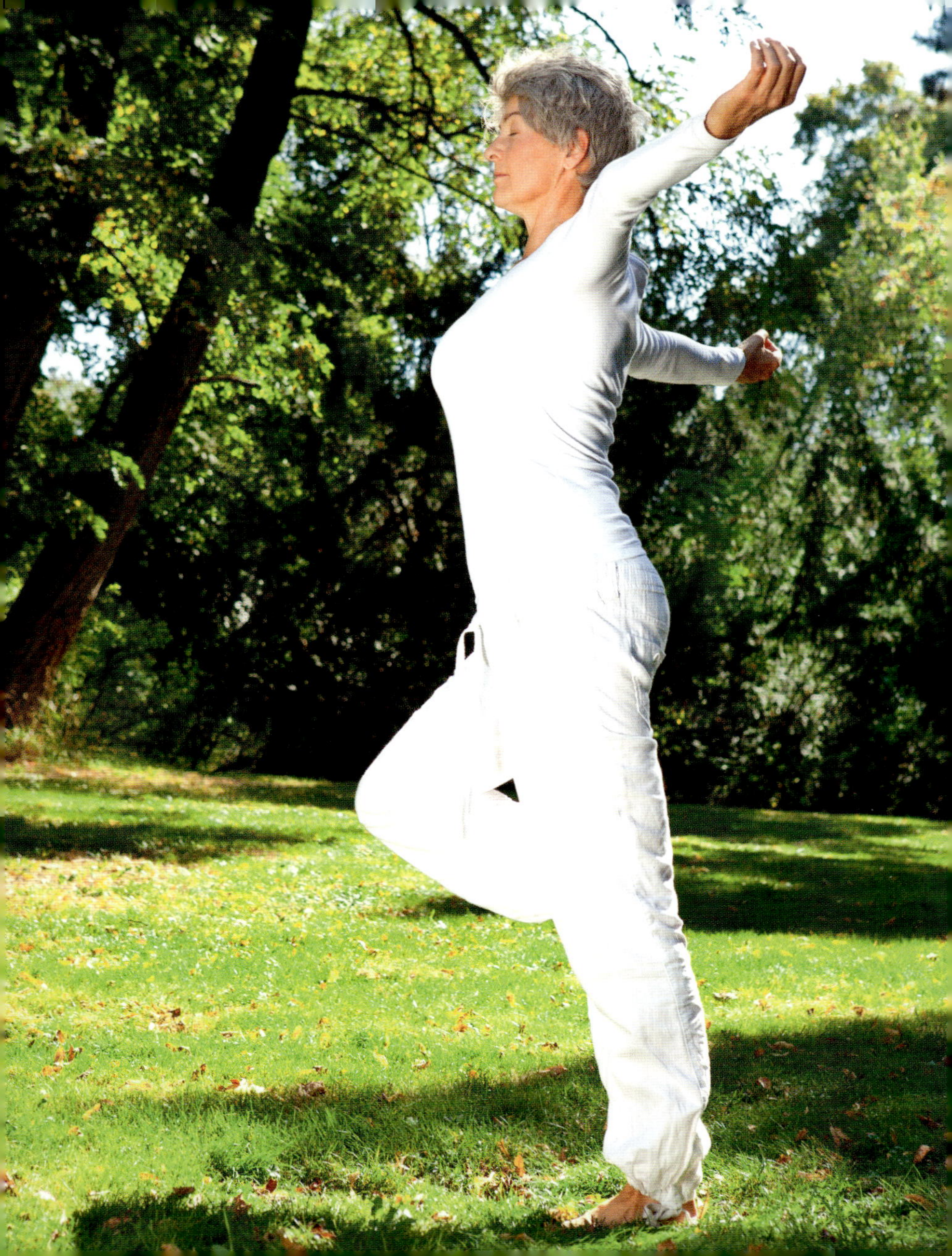

La respiration *prāṇāyāma*

La pratique des *āsana* est associée aux exercices respiratoires et nécessite le contrôle du *prāṇāyāma* (*prāṇa* signifie « souffle » et *ayam* « réguler »). Afin de capter l'énergie vitale (*prāṇa*), la respiration yogique s'effectue par le nez, la bouche fermée. Elle comprend une inspiration et une expiration complètes qui mobilisent l'ensemble de la cage thoracique et le diaphragme.

Respiration abdominale

À l'expiration, l'abdomen se contracte et le diaphragme remonte vers la zone cardiaque.

À l'inspiration, l'abdomen se relâche et le diaphragme redescend, venant masser toute la région abdominale.

Cette respiration, dite aussi « diaphragmatique », fait circuler l'énergie vitale, libère le plexus solaire des tensions nerveuses et émotionnelles.

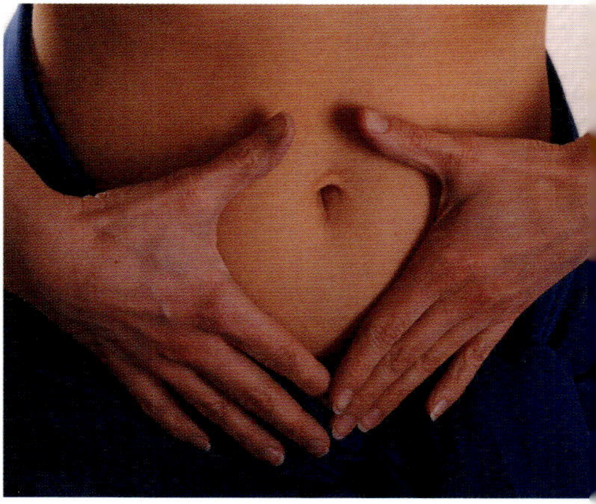

Respiration complète

Respiration yogique à trois niveaux, elle mobilise la totalité des poumons, les emplissant et les vidant complètement. Elle agit à la fois sur l'abdomen, la poitrine et les clavicules.
Installez-vous en position allongée, assise ou debout, le dos bien étiré, les yeux fermés. Vous effectuerez plusieurs respirations conscientes, avant de reprendre une respiration naturelle.

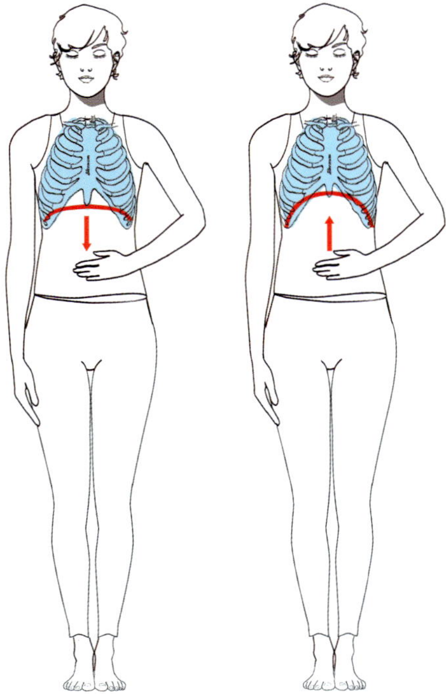

1. Inspirez par le nez, poussez le diaphragme vers le bas, écartez les côtes basses, ventilez la région de l'abdomen, puis laissez le haut de la cage thoracique se dilater.

2. À l'expiration, relâchez les épaules, abaissez les clavicules, puis videz la cage thoracique et contractez l'abdomen.
Le mouvement ondulatoire et rythmique de cette respiration régule le rythme cardiaque, apaise le mental et allonge le souffle.

Respiration alternée (*anuloma viloma*)

Il s'agit d'une respiration lente, profonde et alternée, avec ou sans rétention de souffle. Ses effets équilibrants harmonisent les hémisphères gauche et droit du cerveau. Un cycle est constitué de 6 étapes alternées, à répéter progressivement de 10 à 20 fois.

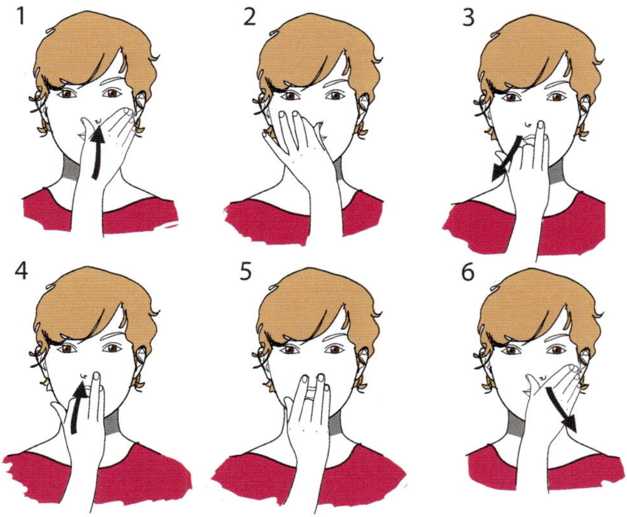

1. Inspirez par la narine gauche en obstruant délicatement la narine droite à l'aide du pouce.
2. Retenez votre souffle au moins 5 secondes en fermant les deux narines.
3. Expirez profondément par la narine droite en pressant l'annulaire et le petit doigt sur la narine gauche.
4. Inspirez lentement par la narine droite, en laissant la narine gauche fermée.
5. Retenez votre respiration en fermant les deux narines.
6. Expirez par la narine gauche, en reposant le pouce sur la narine droite.

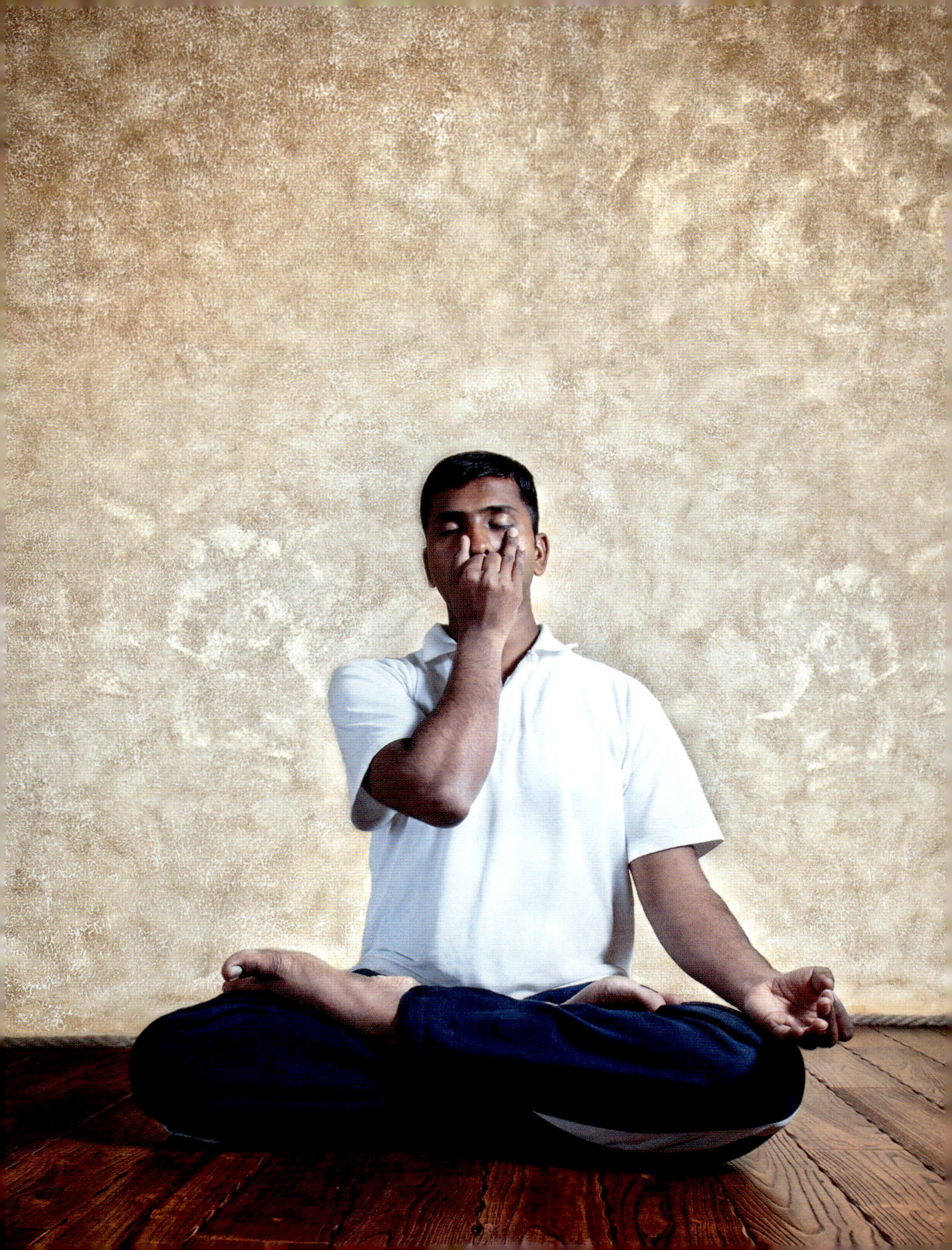

Adapter le yoga aux différents âges de la vie

Il n'y a pas d'âge pour commencer la pratique du yoga et pour la poursuivre, car l'objectif n'est pas de réaliser des prouesses, mais de conserver un corps souple, un esprit sans crispation, concentré et disponible à l'environnement social. On ne peut abolir le temps et ses effets, certes. Toutefois, le yoga permet d'être à l'écoute de soi-même, de distinguer ses faiblesses avec indulgence et invite chacun d'entre nous à ne jamais renoncer.

Assouplissement de la nuque

Nous vous proposons trois exercices complémentaires qui ont pour but de soulager les tensions au niveau des épaules et de la nuque. Remède efficace contre le stress, une pratique régulière est recommandée pour maintenir souplesse et vitalité quel que soit votre âge.

Asseyez-vous dans une position confortable, le dos droit, la nuque étirée dans son prolongement, le visage détendu et les yeux ouverts.

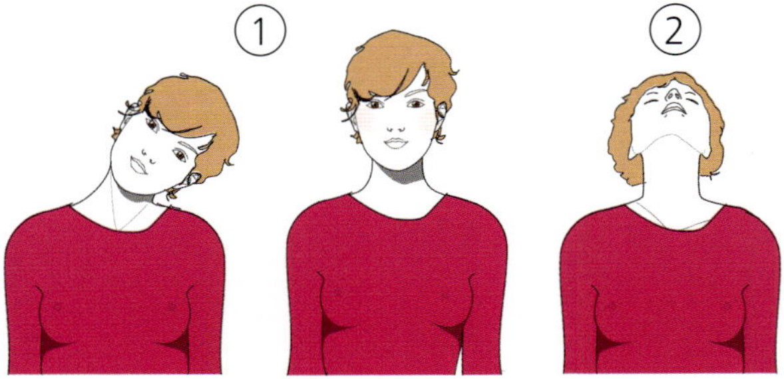

1. Expirez en tournant lentement la tête sur le côté. Retenez votre respiration 3 secondes, puis inspirez et ramenez la tête dans l'axe de la colonne, le menton rentré afin d'étirer les cervicales. Répétez le mouvement de chaque côté plusieurs fois.

2. Faites le même exercice, cette fois en inclinant votre tête vers l'arrière à l'inspir, et vers l'avant à l'expir. Relâchez bien les épaules durant l'exercice.

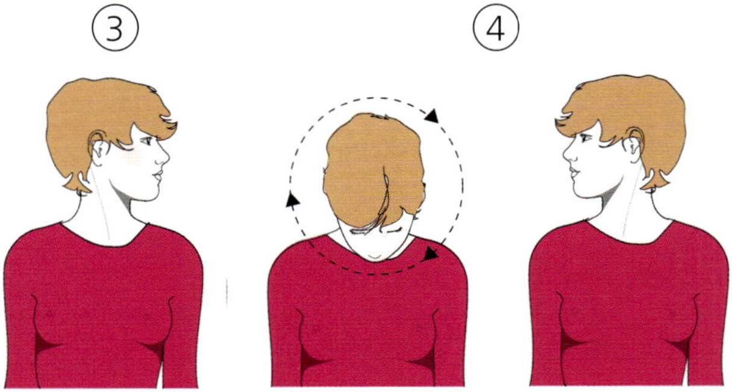

3. Inspirez lentement et inclinez la tête du côté de l'épaule gauche, puis ramenez la tête dans l'axe de la colonne et inclinez-la vers l'arrière.

4. Expirez, roulez la tête vers l'épaule droite et vers l'avant, jusqu'à ce que le menton touche le haut du thorax. Répétez le mouvement en sens inverse plusieurs fois de suite.

La posture magique (avec une chaise)

Particulièrement utile pour soulager les tensions dans la nuque jusqu'aux lombaires, elle ne nécessite aucun effort et se pratique à tout moment de la journée.

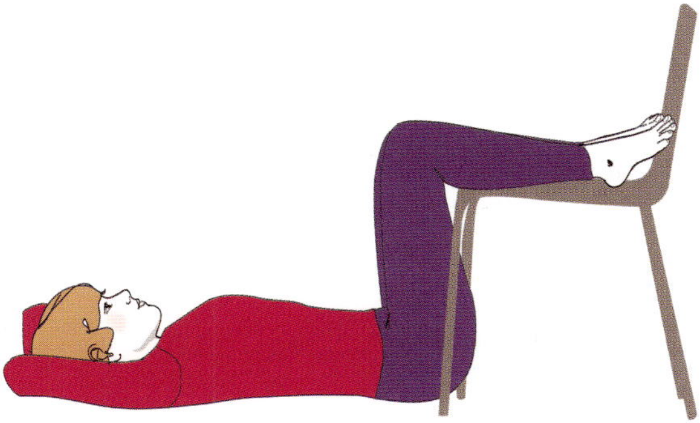

Allongez-vous sur le dos devant une chaise, les genoux fléchis, les mollets posés sur le siège ; vos fesses sont positionnées légèrement en dessous. Vous pouvez placer un petit oreiller ou vos avant-bras sous l'occiput (et non sous la nuque).

Allongez bien la colonne et maintenez la posture quelques minutes. Votre corps se détend progressivement à mesure que vous observez le rythme naturel de votre respiration.

Le chat (*bidalhāsana*)

Exercice idéal pour assouplir l'axe vertébral, diminuer les douleurs lombaires et favoriser la circulation sanguine.

Reprenez la posture 5 ou 6 fois de suite.

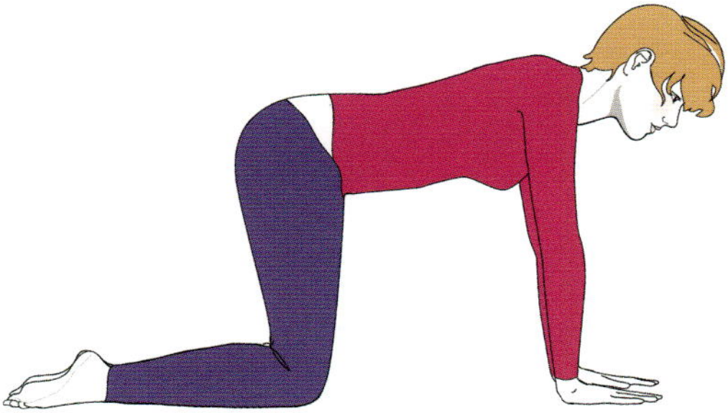

Mettez-vous à quatre pattes, jambes serrées, les mains à l'aplomb des épaules. Dirigez votre attention sur la synchronisation entre le souffle et le mouvement de la colonne vertébrale.

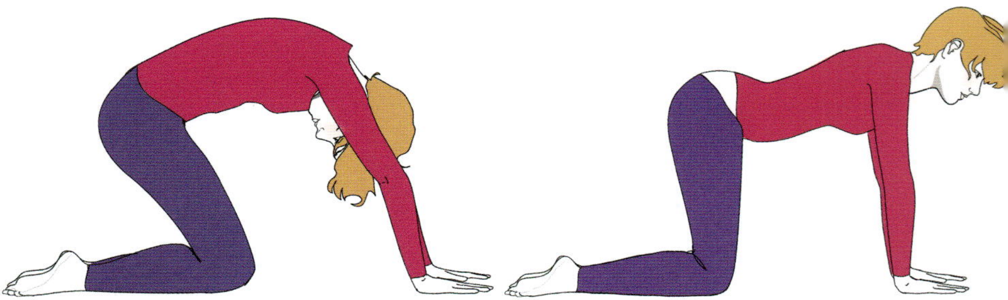

Expirez en arrondissant l'échine dorsale depuis le coccyx jusqu'à la nuque, la tête baissée vers le nombril. Restez immobile quelques secondes. Puis inspirez en creusant légèrement la gouttière vertébrale, en ouvrant la cage thoracique. Maintenez la posture pendant une ou deux respirations.

Posture de repos

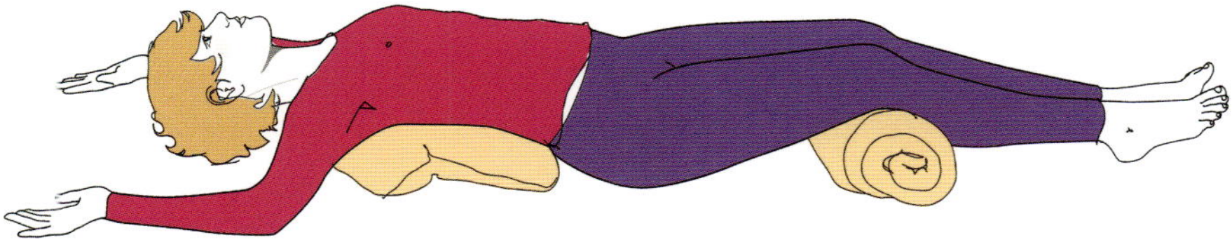

Allongez-vous sur le dos, les pieds légèrement espacés, les bras relevés près de la tête. Vous pouvez plier une serviette sous le creux des genoux et les omoplates afin d'améliorer le confort de la pose.

Respirez normalement, le corps totalement immobile. Dirigez votre attention sur vos différentes sensations corporelles sans vous y attarder, et relâchez bien tous vos muscles.

Le yoga pour les enfants

Lorsqu'ils jouent, les enfants apprennent sans cesse et intègrent de nouvelles expériences. Adaptées aux plus petits, les postures de yoga vont leur permettre de découvrir leur corps et de développer leur endurance et leur équilibre, de façon concrète et ludique.

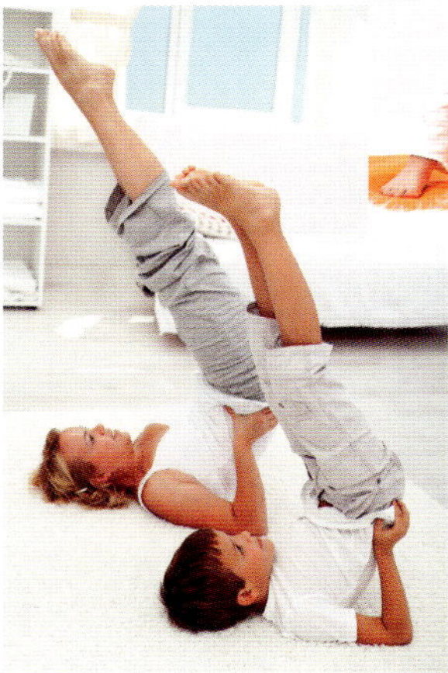

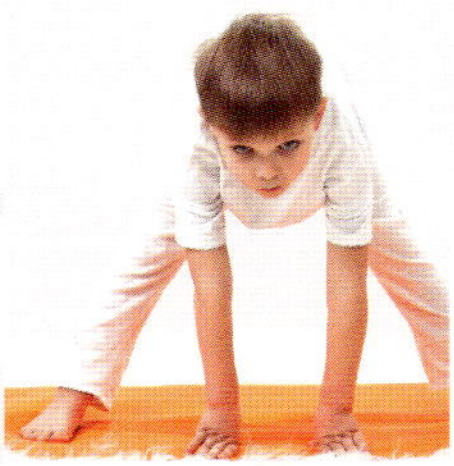

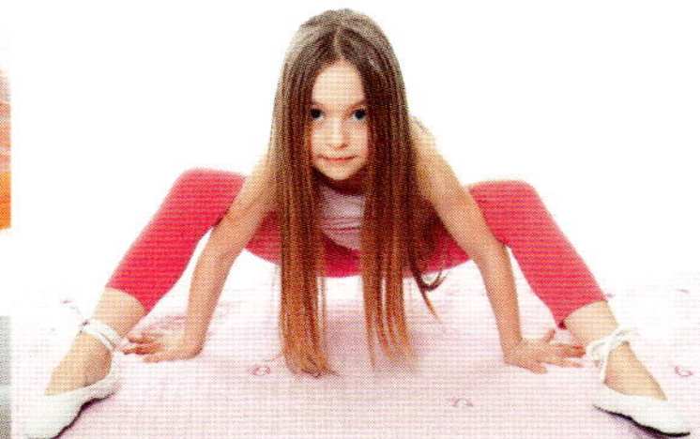

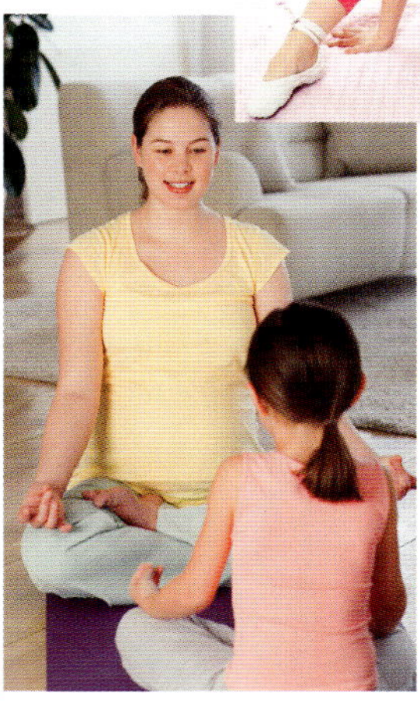

« Grand est celui qui n'a pas perdu son cœur d'enfant. »

Meng-Tseu

La tortue

Je suis une tortue. Je me déplace lentement, mais j'ai déjà réussi à gagner la course contre le lièvre !...

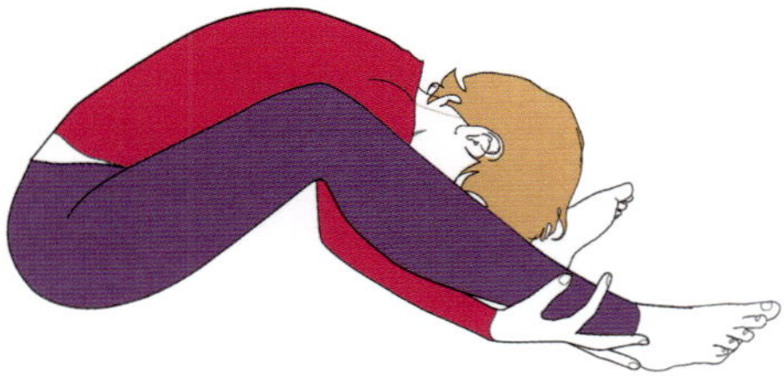

Je m'assois par terre, les pieds largement espacés et je glisse mes bras sous mes cuisses.
Mes mains reposent à plat sur le sol.
Ensuite, je me penche en avant et j'essaie de toucher le sol avec ma tête.
Regarde mon dos qui s'arrondit comme une belle carapace !

La sirène

Sirène des mers, je suis née dans l'eau et je nage depuis toujours.

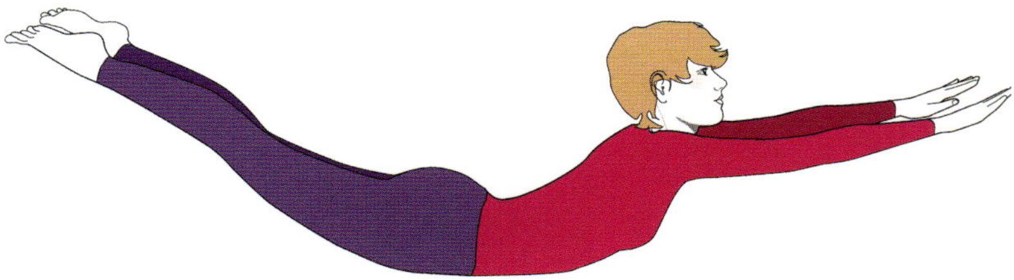

Allongée sur le ventre, je soulève les jambes et les bras tendus devant moi le plus haut possible et je redresse la tête.
Dans cette position, je reste en équilibre et je me balance d'avant en arrière plusieurs fois.
Je relâche ensuite doucement mes membres sur le sol.

Le cygne

Tel oiseau aquatique au plumage blanc et au cou gracieux, je flotte sur un lac tranquille.

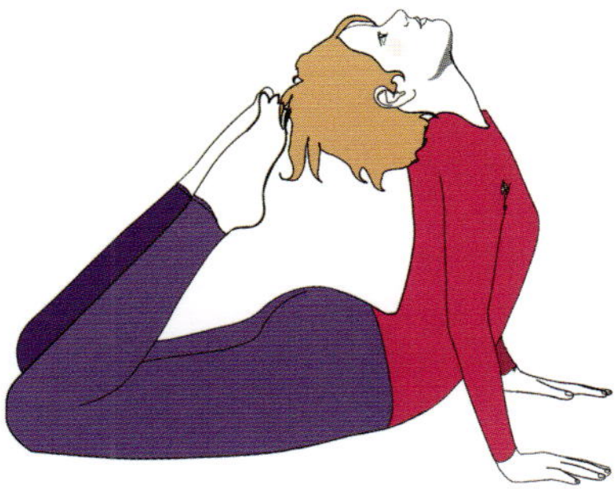

Allongé sur le ventre, je redresse le buste en appui sur les mains, et je creuse le dos pour étirer mon long cou, les yeux dirigés vers le ciel.
Je replie enfin mes jambes ailées et j'essaie de toucher ma tête avec mes orteils.

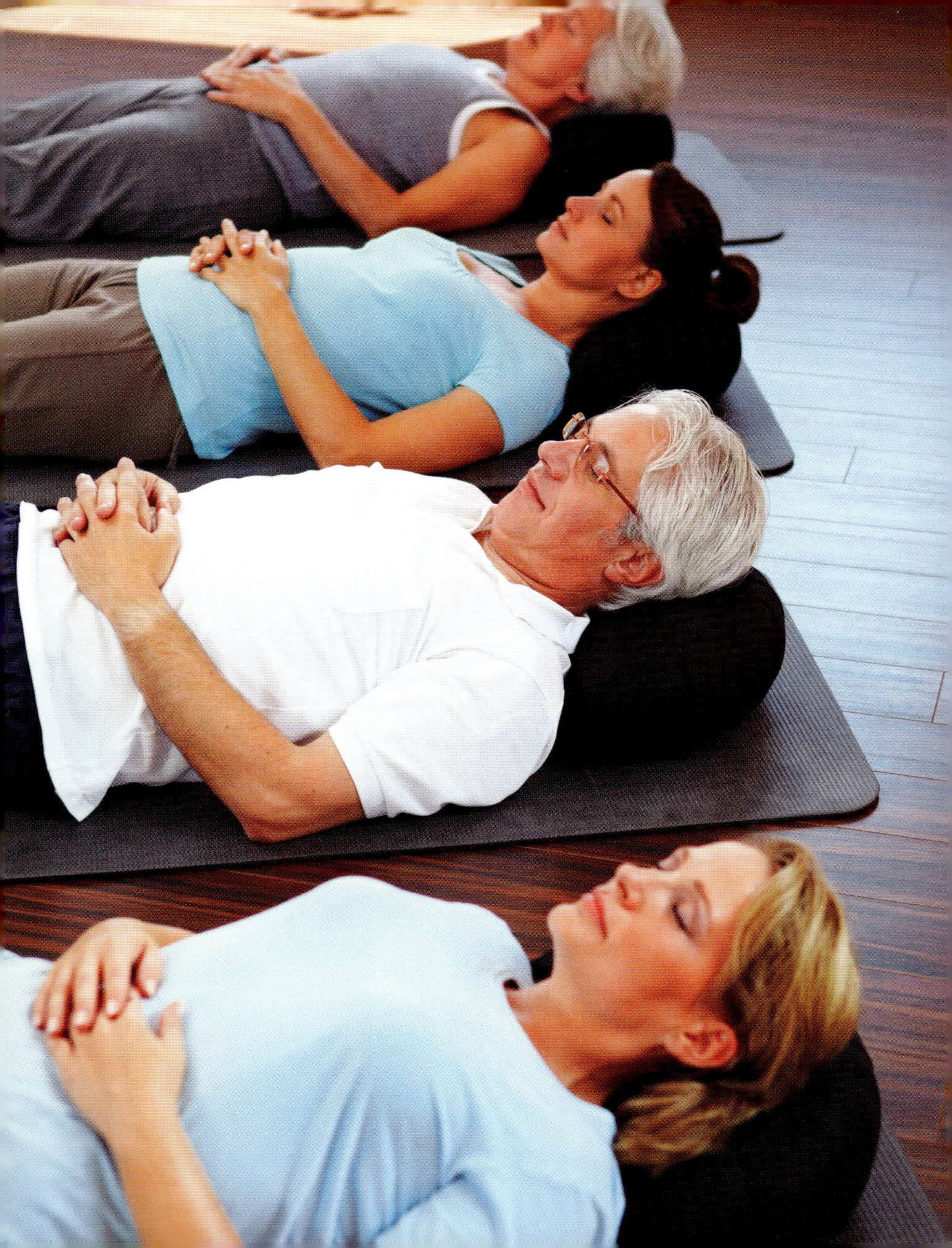

Relaxations

Le rythme de notre vie quotidienne semble s'être accéléré en raison des nombreuses activités que nous nous imposons (travail, études, loisirs, déplacements, etc.), des sollicitations que nous recevons et des technologies qui favorisent l'immédiateté de l'action : téléphone portable, mails. Le besoin de se détendre n'est pas nouveau, mais il devient plus urgent encore, à mesure que gagnent l'anxiété et le stress. Au point que les médias et les experts du marketing se sont emparés du sujet. Les « offres » de produits, d'aliments, de « soins » relaxants sont légion : massages, balnéothérapie, musique, tisanes et même sucreries.

Le yoga n'est pas une « technique » de détente. Par sa pratique, c'est l'équilibre qui est recherché volontairement et de manière assidue. Équilibre entre agir et non-agir, entre tension et détente. Chacun d'entre nous doit apprendre à respecter son rythme biologique, à préserver des temps de récupération après un effort, qu'il soit physique ou intellectuel. Certaines postures visent à laisser couler les tensions, par l'immobilisme et l'attention sur le flux et le reflux de la respiration. Laissez passer les pensées qui vous assaillent, sans chercher à les retenir ni vous en agacer.

Si l'endormissement vous guette, relevez-vous lentement, asseyez-vous et redressez tranquillement la tête et les épaules. Puis, mettez-vous debout et étirez-vous, les bras au-dessus de la tête, les paumes vers le ciel, en inspirant. Dans un deuxième temps, lâchez les bras et laissez-les doucement tomber vers l'avant, la tête et la colonne vertébrale accompagnant ce déroulement. Gardez les jambes bien tendues et expirez. Ne cherchez pas à toucher vos pieds. Laissez juste pendre les bras et la tête. Sur l'inspiration, redressez le corps, puis la tête.

La relaxation sans objet

Prenez quelques instants pendant la journée pour ne rien faire du tout. Laissez votre corps se relâcher, vos pensées vagabonder librement, sans leur accorder d'importance... Lors de ce repos régénérateur, les muscles se détendent totalement et l'esprit s'apaise au rythme de la respiration qui va et vient naturellement.

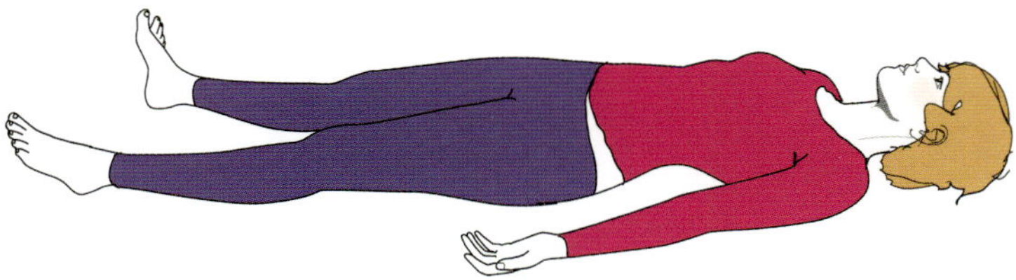

Allongez-vous sur le dos en position *savāsana* (position du changement d'un état à un autre, *voir* p. 58)

Une relaxation à thème (avec ou sans musique)

Comme dans un rêve éveillé, imaginez-vous au sommet d'une montagne, d'où vous admirez une magnifique vue, dans un silence parfait. Ne pensez à rien d'autre qu'à être là, intensément présent.

Une douce lumière descend du ciel et enveloppe délicatement tout votre corps. Les vibrations lumineuses vous entourent puis vous soulèvent dans les hauteurs, plus haut que les nuages...

Bientôt, vous vous déplacez à la vitesse de la lumière, et vous vous trouvez projeté dans les confins de l'univers. Vous croisez des pluies d'étoiles filantes, nagez au centre de la voie lactée, virevoltez dans des tourbillons de lumières colorées... Votre voyage céleste se déroule en toute liberté et vous profitez de cette magie sans réserve.

Puis, quand vous le souhaitez, en gardant précieusement en vous l'énergie cosmique et cette vision nouvelle de l'univers, vous revenez doucement sur Terre...

Retrouvez vos points d'appui et redevenez attentif à vos perceptions corporelles, au monde qui vous entoure. Enfin, ouvrez les yeux...

Restez encore quelques instants immobile, parfaitement détendu après ce voyage intérieur.

MANDALAS, FORMES ET COULEURS

Cercle, centre, figure parfaite sans commencement ni fin.

Omniprésent dans le monde qui nous entoure et dans toutes les civilisations, le cercle nous invite à la concentration et à l'apaisement.

Les mandalas sont des motifs organisés autour d'un centre, que l'on dessine, colorie ou contemple. Cet outil favorise la spontanéité ou la concentration, libère des pensées envahissantes, nous rend disponible à un état d'unité et de paix.

La mise en couleurs de mandalas est une expérience unique. Dans une ambiance favorable, peut-être en musique, il est possible de créer sa bulle tout en laissant libre cours à l'inspiration...

Certaines couleurs agissent sur l'organisme, l'humeur... la chromothérapie peut harmoniser l'individu. Chaque couleur a un taux vibratoire connu, mesurable, qui rencontre les vibrations des chakras, réjouit nos yeux, stimule notre cœur.

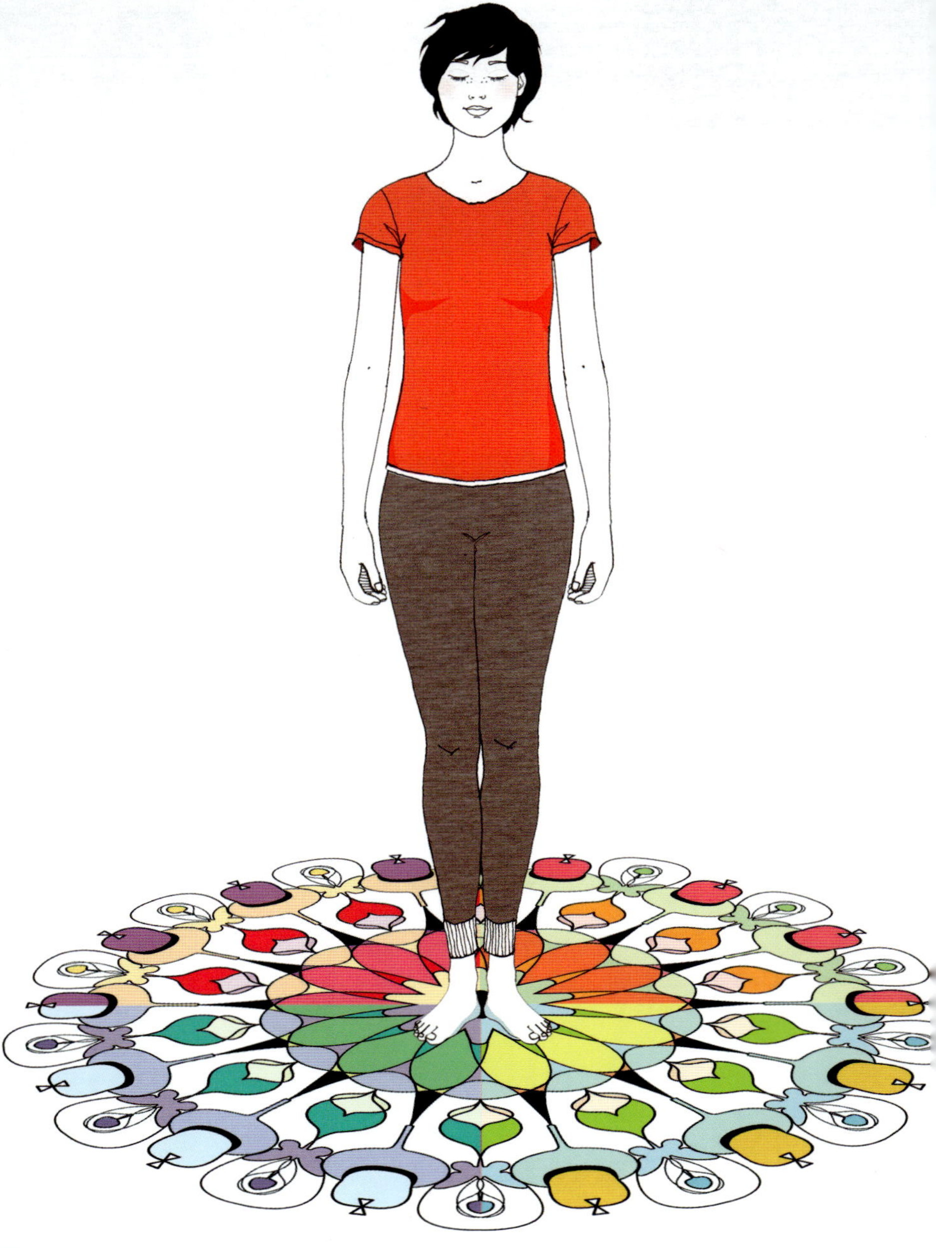

Chakras, roue de l'univers, symbole du monde

Tous les êtres sont constitués d'énergie qui circule dans le corps au travers de canaux (les nādīs ida et pingala de part et d'autre du canal central sushumna) et de grands carrefours de transformation, les chakras.
La force vitale (kundalini) circule le long de la colonne vertébrale s'élevant du bassin au sommet du crâne, éveillant notre conscience.

Les chakras, des soleils d'énergies

En sanskrit, chakra signifie « roue ». Au nombre de sept, ces principaux centres énergétiques appartiennent aux corps subtils, mais restent en relation étroite avec le corps physique par l'intermédiaire des glandes endocrines et des plexus nerveux.
Ils sont associés à des endroits précis de l'anatomie, tout comme à des couleurs, des minéraux, des notes de musique, des planètes, ou encore des métaux particuliers.

Ils ne seront pas stimulés par hasard ni tous à la fois. Les exercices yogiques serviront à tonifier ou à apaiser une zone précise du corps, en relation avec un chakra particulier, dans le but d'atteindre une harmonie et un équilibre intérieur.
Composés de plusieurs symboles, les chakras sont représentés par un diagramme plus ou moins complexe appelé « mandala » qui est une combinaison de divers éléments : cercle, triangle, carré, pétale, animal associé...

1er chakra : *muladhara*

Chakra racine, il est relié aux pieds, aux jambes, aux glandes surrénales, à la vessie.

Élément : terre.

Couleur : rouge.

Note : *do*.

2e chakra : *svādhishthāna*

Centre des énergies vitales, il est relié aux reins et aux organes sexuels.

Élément : eau.

Couleur : orange.

Note : *ré*.

3e chakra : *manipūra*

Situé au niveau du plexus solaire, il est relié à l'estomac, au pancréas, au foie et au système nerveux.

Élément : feu.

Couleur : jaune.

Note : *mi*.

4e chakra : *anahata*

Le chakra cardiaque naturellement relié au cœur, ainsi qu'au système circulatoire et aux poumons.

Élément : air.

Couleur : vert.

Note : *fa*.

5e chakra : *vishuddha*

Il se trouve au niveau de la gorge et est relié aux bronches, aux cordes vocales, au système lymphatique et à la glande thyroïde.

Élément : éther.

Couleur : bleu.

Note : *sol*.

6e chakra : *ajna*

Il est situé entre les sourcils (le célèbre troisième œil) et est relié à la glande pituitaire, à l'hypophyse et à l'hypothalamus, ainsi qu'à l'ouïe, la vue, à l'audition et au système nerveux.

Élément : lumière.

Couleur : indigo.

Note : *la*.

7e chakra : *sahasrāra*

Situé au sommet du crâne, il entre en correspondance avec la glande pinéale, ou épiphyse. Il nous relie avec le cosmos et l'infini.

Élément : conscience.

Couleur : violet ou blanc.

Note : *si*.

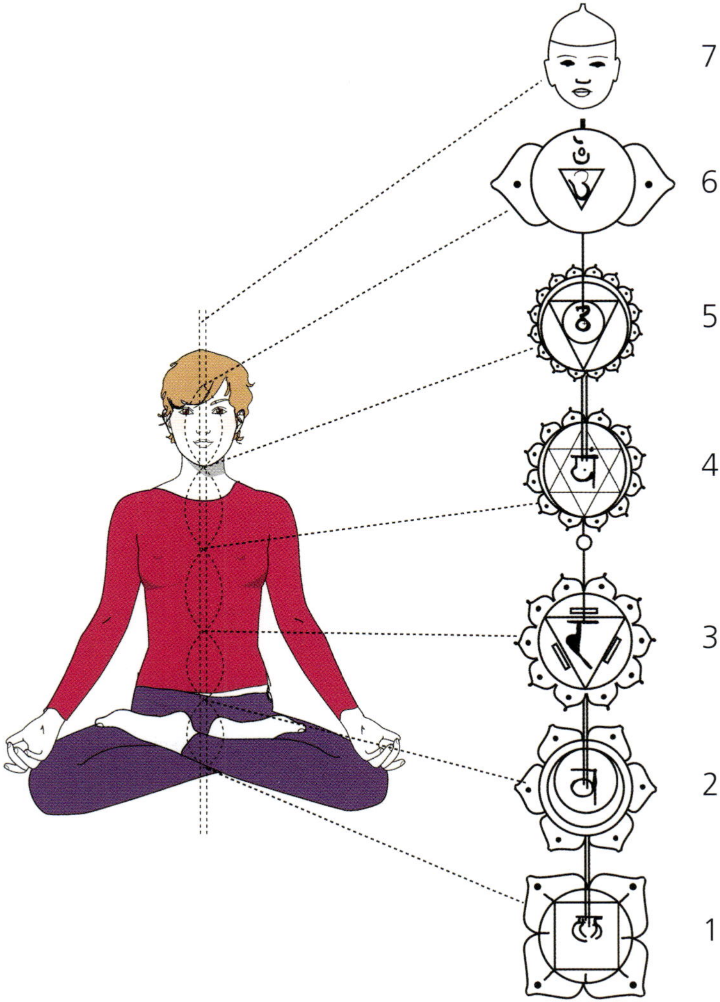
7
6
5
4
3
2
1

Ressources utiles

Quelques titres et ouvrages qui ont nourri ce mini guide.

La Revue française de yoga, FNEY, éd. Dervy

Les Carnets du Yoga, Union comtoise de yoga, éd. Uny

Les Chemins du corps (sous la dir. d'Ysé Tardan-Masquelier), Paris, éd. Albin Michel, « l'être et le corps », 1996

Roger Clerc, *Manuel de yoga : la pratique du yoga de l'Énergie*, Paris, éd. Courrier du livre, 2007

Roger Clerc, *Un art de vivre : la pratique du yoga en Occident*, Paris, éd. Courrier du livre, 1986

TKV Desikachar, *Les Yoga Sūtras de Patañjali*, Monaco, éd. du Rocher, 1986

Mircea Eliade, *Le Yoga, immortalité et liberté*, Paris, éd. Payot, « Bibliothèque historique », 1998

Mircea Eliade, *Patañjali et le Yoga*, Paris, éd. le Seuil, « Point sagesse », 2004

ADRESSES PROFESSIONNELLES

ÉCOLE FRANÇAISE DE YOGA
3, rue Aubriot 75004 Paris
Tél. : 01 42 78 03 05
Site : efy.asso.fr
info@efy.asso.fr

FÉDÉRATION NATIONALE DES PROFESSEURS DE YOGA
Site : www.federationyoga.fr
info@fnpy.asso.fr

ASSOCIATION YOGANJALI
46, rue Rennequin 75017 PARIS
Tél. : 06 79 26 13 17
Site : yoganjali-association.blogspot.fr
yoganjali@hotmail.fr

Pascale-Anne Audry, professeur de yoga, formée à L'École française de yoga de Paris et auprès d'Anne-Marie Doé de Maindreville et de Catherine Masson. L'auteure est formatrice aux techniques de relaxation dynamique. Elle intervient auprès de différents publics lors de cours hebdomadaires ou de stages à thèmes : adultes, enfants, futurs parents, groupes scolaires du primaire et du secondaire, monde de l'entreprise.

Courriel : pascale.audry@wanadoo.fr
Yoga, relaxation, chant prénatal, mouvements & musique.

Crédits photographiques : p. 3 : Fotolia © Beboy ; p. 6 : Fotolia © wariom ; p. 9 : Fotolia © wong sze fei ; p. 10 : Fotolia © Laurent Hamels ; p. 12 : Fotolia © jd_photodesign ; p. 14 : Fotolia © Nielskliim ; p. 19 haut : Fotolia © yuuen ; p. 19 bas gauche : Fotolia © Dmitry Sunagatov ; p. 19 bas droite : Fotolia © mr. Markin ; p. 21 : Fotolia © iofoto ; p. 38 : Fotolia © Yuri Arcurs ; p. 52 : Fotolia © Mydina ; p. 56 : Fotolia © wisky ; p. 68 : Fotolia © Laurent Hamels ; p. 69 : Fotolia © Delphimages ; p. 72 : Fotolia © Fotowerk ; p. 73 : Fotolia © Susanne Güttler ; p. 76 : Fotolia © byheaven ; p. 82 haut centre : Fotolia © nicknick-ko ; p. 82 droite : Fotolia © Miroslav Zivkovic ; p. 82 bas : Fotolia © Image Source IS2 ; p. 82 gauche : Fotolia © llike ; p. 86 : Fotolia © Robert Kneschke.

Couverture : Plain picture / score. by Aflo

Direction : Catherine Saunier-Talec
Édition : Anne Le Meur
Illustrations : Sophie Leblanc (agence Comillus)
Collaboration rédactionnelle : Juliette Collonge
Conception graphique : Le Bureau des Affaires graphiques
Mise en page : Nord Compo, Villeneuve d'Ascq
Couverture : Le Bureau des Affaires graphiques
Fabrication : Amélie Latsch et Francis Verdelet

Dépôt légal : mars 2013
23-03-0946-02-06
ISBN : 978-2-01-230946-3

Achevé d'imprimer en avril 2013 par Castelli Bolis Poligrafic (Italie)

Pour l'éditeur, le principe est d'utiliser des papiers composés de fibres naturelles,
renouvelables, recyclables et fabriquées à partir de bois issus de forêts
qui adoptent un système d'aménagement durable.
En outre, l'éditeur attend de ses fournisseurs de papier qu'ils s'inscrivent
dans une démarche de certification environnementale reconnue.